常见毒品及新精神活性物质的质谱确证与定量分析

高利生 赵 阳 等编著

化学工业出版社

·北京·

内 容 简 介

当前，全球毒品制造、滥用问题日益严重，毒品来源更加多样，种类和吸毒人数不断扩大。

传统的毒品检测试剂盒，全部只能针对某一种化合物，无法应对日益增多的新型毒品压力；而基于红外光谱或者拉曼光谱等原理的分子光谱手段，对于含量较低、基质复杂或者混合型毒品往往难以正确和全面定性。为了达到给毒品精准鉴定的目的，本书结合了气相色谱-质谱、液相色谱-质谱和高分辨多级质谱方法，汇总整理了 59 种重点毒品的谱图。广大读者可以通过与这些谱图的综合比对，对未知化合物进行准确的确证。尤其是在缺乏某些化合物标准品的情况下，也可以开展相关的鉴定工作。

本书主要面向系统内从事毒品检测实验室工作的人员，同时也可面向社会性检测机构的从业人员；对于各类高校、研究机构的相关研究人员和从事化学品分析鉴定的广大师生也有借鉴意义。

图书在版编目（CIP）数据

常见毒品及新精神活性物质的质谱确证与定量分析/高利生等编著.—北京：化学工业出版社，2022.6
ISBN 978-7-122-41056-6

Ⅰ.①常… Ⅱ.①高… Ⅲ.①毒品-化学分析-质谱法②精神活性药物-化学分析-质谱法 Ⅳ.①R971

中国版本图书馆 CIP 数据核字（2022）第 048195 号

责任编辑：卢萌萌 文字编辑：王云霞
责任校对：刘曦阳 装帧设计：张 辉

出版发行：化学工业出版社（北京市东城区青年湖南街 13 号 邮政编码 100011）
印 装：北京科印技术咨询服务有限公司数码印刷分部
787mm×1092mm 1/16 印张16 字数377千字 2023 年 1 月北京第 1 版第 1 次印刷

购书咨询：010-64518888 售后服务：010-64518899
网 址：http://www.cip.com.cn

凡购买本书，如有缺损质量问题，本社销售中心负责调换。

定 价：128.00 元

《常见毒品及新精神活性物质的质谱确证与定量分析》编著人员名单

高利生　赵　阳　李建中　孔　晔　袁智泉
曹　喆　郑　珲　祝立群　王海鉴

前　言

毒品作为人类文明的一大危害，一直是影响社会长治久安的重要问题。近年来，在全球范围内毒品呈持续泛滥之势，制造、贩运、滥用毒品问题异常严重，如何有效治理毒品已成为一个全球性难题。

1990年12月28日，《全国人民代表大会常务委员会关于禁毒的决定》是我国首次对"毒品"和毒品范围做出明确清晰定义的法律文本，明确指出"毒品是指鸦片、海洛因、吗啡、大麻、可卡因以及国务院规定管制的其他能够使人形成瘾癖的麻醉药品和精神药品"。

《2019年中国毒品形势报告》显示，截至2019年底，中国现有吸毒人员214.8万名，其中18～35岁104.5万名；2019年全国共破获毒品犯罪案件8.3万起，抓获犯罪嫌疑人11.3万名，缴获各类毒品65.1吨，查处吸毒人员61.7万人次，毒品问题给经济发展和社会进步带来巨大的威胁。

毒品检验既是涉毒案件法律进程的必需证据，也是禁毒斗争中的重要情报手段和对毒品立法管制的基础条件。毒品的种类和含量是毒品检验信息的基本层面，也是法庭科学实验室所需要完成的最基本检验项目。

截至2020年6月，我国通过逐一列举的方式共列管了431种毒品，并按照化合物分子骨架结构列管了整类芬太尼类物质。但从实际案件来看，仍有大量的苯乙胺类、卡西酮类、哌嗪类、合成大麻素类等未被列管的新精神活性物质不断出现。这些新类型毒品的不断增多，对毒品案件识别查处，乃至毒品案件的检验鉴定带来了更高的挑战，毒品种类的不断增多和相应标准物质、标准谱库的缺乏已经成为迫切需要解决的主要问题。

目前，国内外法庭科学实验室对毒品定性定量检验主要采用色谱（如 GC、LC）和色谱-质谱联用（GC-MS、LC-MS）技术。尤其是随着质谱技术的发展，串联质谱技术和四极杆飞行时间质谱技术也逐步用于毒品的定性定量检验中。

公安部物证鉴定中心毒品检验技术处与安捷伦（Agilent）公司合作，计划使用 GC-QQQ、GC-QTOF、LC-QQQ、LC-QTOF，针对毒品、易制毒化学品、常见的毒品掺假剂和目前国内尚未列管的新精神活性物质等建立毒品质谱数据库，以备毒品分析工作者参考。目前本项工作已经完成了数百种毒品案件最常见化合物的气相色谱-质谱和四极杆飞行时间质谱谱库，期望能应用到全国法庭科学实验室的鉴定和科研工作中，为毒品的定性定量检验提供参考。

此项工作由公安部物证鉴定中心的高利生、郑珲、赵阳等毒品分析专家和安捷伦应用团队的曹喆、李建中、孔晔、袁智泉等气质与液质应用专家，以及对此项工作提供大力支持的安捷伦市场部的祝立群、王海鉴等共同完成。限于编著时间，书中难免有遗漏欠缺之处，敬请各位读者批评指正。

目 录

第 3 章　未管制类化合物信息及谱图　　　　205

第1章

仪器参数

1.1 气质联用仪器及条件

(1) Agilent 7890B-7000D 三重四极杆气质联用仪

色谱柱：HP-5MS UI（30m×250μm×0.25μm）；

升温程序：80℃保持1min，然后以20℃/min升温至290℃，保持15min；

载气模式：恒流模式，1.0mL/min；

进样量：1μL；

进样口温度：260℃；

进样模式：脉冲不分流进样；

衬管：单锥，4mm内径，带玻璃毛；

传输线温度：250℃；

溶剂延迟：2min；

离子源模式：EI，MRM；

增益值：1.0；

离子源温度：250℃；

四极杆温度：150℃。

GC-MS/MS 化合物 MRM 采集参数，见表1-1。

表 1-1　GC-MS/MS 化合物 MRM 采集参数

中文名称	英文名称	化学文摘号 （CAS号）	保留时间 /min	母离子 质荷比 （m/z）	子离子 质荷比 （m/z）	碰撞能量 /eV
苯丙胺	amphetamine(AMP)	300-62-9	4.12	91	65	15

续表

中文名称	英文名称	化学文摘号 （CAS 号）	保留时间 /min	母离子 质荷比 （m/z）	子离子 质荷比 （m/z）	碰撞能量 /eV
苯丙胺	amphetamine（AMP）	300-62-9	4.12	91	41	25
	amphetamine（AMP）	300-62-9	4.12	91	63	30
脱氧麻黄碱	（R)-（－)-methylamphetamine	33817-09-3	4.60	58	43.1	15
	（R)-（－)-methylamphetamine	33817-09-3	4.60	91	65	16
	（R)-（－)-methylamphetamine	33817-09-3	4.60	58	56	12
(S)-（＋)-甲基苯丙胺	（S)-（＋)-methylamphetamine	537-46-2	4.60	58	43.1	15
	（S)-（＋)-methylamphetamine	537-46-2	4.60	58	56.1	12
	（S)-（＋)-methylamphetamine	537-46-2	4.60	91	65	15
卡西酮	cathinone	5265-18-9	5.57	44	42	25
	cathinone	5265-18-9	5.57	105	77	15
	cathinone	5265-18-9	5.57	77	51	20
甲卡西酮	methcathinone	5650-44-2	5.76	77	51	15
	methcathinone	5650-44-2	5.76	105	77	15
	methcathinone	5650-44-2	5.76	105	51	40
伪麻黄碱	pseudoephedrine	90-82-4	6.05	58	42	25
	pseudoephedrine	90-82-4	6.05	58	43	15
	pseudoephedrine	90-82-4	6.05	58	44	20
溴代苯丙酮	1-bromo-1-phenylacetone	23022-83-5	6.13	105	77	15
	1-bromo-1-phenylacetone	23022-83-5	6.13	105	51	40
	1-bromo-1-phenylacetone	23022-83-5	6.13	77	51	20
3,4-亚甲二氧基苯异丙胺,替苯异丙胺	MDA	4764-17-4	6.74	136	135	20
	MDA	4764-17-4	6.74	136	78	25
	MDA	4764-17-4	6.74	135	77	20
3,4-亚甲二氧甲基苯丙胺	MDMA	42542-10-9	7.08	77	51	15
	MDMA	42542-10-9	7.08	135	77	15
	MDMA	42542-10-9	7.08	58	43	20
2,5-二甲氧基苯乙胺	2C-H	3600-86-0	7.18	152	137.1	12
	2C-H	3600-86-0	7.18	152	77	33
	2C-H	3600-86-0	7.18	137	77.03	22

续表

中文名称	英文名称	化学文摘号 (CAS 号)	保留时间 /min	母离子 质荷比 (m/z)	子离子 质荷比 (m/z)	碰撞能量 /eV
3,4-亚甲二氧基-N-乙基 安非他命	MDEA	82801-81-8	7.37	72	44	10
	MDEA	82801-81-8	7.37	135	77	15
	MDEA	82801-81-8	7.37	135	51	35
N-甲基-1-(3,4-亚甲二氧 基苯基)-2-丁胺	MBDB	103818-46-8	7.64	72	57	15
	MBDB	103818-46-8	7.64	72	56	15
	MBDB	103818-46-8	7.64	135	77	20
6,7-二氢-5H-茚并[5,6- D]-1,3-二氧戊环-6-胺	MDAI	132741-81-2	7.45	160	102.1	25
	MDAI	132741-81-2	7.45	160	130	11
	MDAI	132741-81-2	7.45	130	102	9
2-(4-乙基-2,5-二甲氧基 苯基)乙胺	2C-E	71539-34-9	7.88	180	164.9	12
	2C-E	71539-34-9	7.88	180	105	22
	2C-E	71539-34-9	7.88	180	91	34
α-吡咯烷苯丁酮	α-PBP	13415-54-8	8.05	112	42.1	26
	α-PBP	13415-54-8	8.05	112	70	12
	α-PBP	13415-54-8	8.05	112	55.03	16
羟亚胺	cyclopentanol	90717-16-1	8.39	152	111	20
	cyclopentanol	90717-16-1	8.39	152	102	30
	cyclopentanol	90717-16-1	8.39	180	116	25
哌替啶,杜冷丁	meperidine	57-42-1	8.45	245.9	171.8	10
	meperidine	57-42-1	8.45	247	70.9	10
	meperidine	57-42-1	8.45	171.9	90.9	25
咖啡因	caffeine	58-08-2	8.90	194	55	30
	caffeine	58-08-2	8.90	109	55	5
	caffeine	58-08-2	8.90	194	193	5
氯胺酮	ketamine	6740-88-1	9.08	179.9	115	40
	ketamine	6740-88-1	9.08	179.9	116	25
	ketamine	6740-88-1	9.08	208.9	179.9	10

续表

中文名称	英文名称	化学文摘号 (CAS号)	保留时间 /min	母离子 质荷比 (m/z)	子离子 质荷比 (m/z)	碰撞能量 /eV
2,5-二甲氧基-4-碘苯乙胺	2C-I	69587-11-7	9.28	307	64.8	33
	2C-I	69587-11-7	9.28	307	120.5	38
	2C-I	69587-11-7	9.28	307	180.2	5
曲马多	tramadol	27203-92-5	9.53	58	42	20
	tramadol	27203-92-5	9.53	58	43	15
	tramadol	27203-92-5	9.53	263	58	45
文拉法辛	venlafaxine	93413-69-5	10.20	58	42	25
	venlafaxine	93413-69-5	10.20	58	43	15
	venlafaxine	93413-69-5	10.20	59	43	25
美沙酮	methadone	76-99-3	10.51	72	42	25
	methadone	76-99-3	10.51	72	57	10
	methadone	76-99-3	10.51	91	65	10
安眠酮	methaqualone	72-44-6	10.62	235	132	20
	methaqualone	72-44-6	10.62	250	235.1	5
	methaqualone	72-44-6	10.62	250	131.9	40
可卡因	cocaine	53-21-4	10.80	82	67	20
	cocaine	53-21-4	10.80	182	82	10
	cocaine	53-21-4	10.80	94	78	20
异丙嗪	promethazine	60-87-7	11.17	72	42	35
	promethazine	60-87-7	11.17	180	152	35
	promethazine	60-87-7	11.17	72	57	15
5-甲氧基-N,N-二异丙基色胺	5-MeO-DiPT	4021-34-5	11.02	114	71.9	5
	5-MeO-DiPT	4021-34-5	11.02	114	43.1	17
	5-MeO-DiPT	4021-34-5	11.017	160	116.9	24
大麻二酚	CBD	13956-29-1	11.55	231	174	30
	CBD	13956-29-1	11.55	232	175	30
	CBD	13956-29-1	11.55	174	173	15

续表

中文名称	英文名称	化学文摘号（CAS号）	保留时间/min	母离子质荷比（m/z）	子离子质荷比（m/z）	碰撞能量/eV
可待因	codeine	76-57-3	11.68	298.9	161.9	20
	codeine	76-57-3	11.68	161.8	146.8	20
	codeine	76-57-3	11.675	298.9	280.2	20
吗啡	morphine	57-27-2	11.91	285	162	10
	morphine	57-27-2	11.91	215	174	10
	morphine	57-27-2	11.91	215	200	5
2,5-二甲氧基-N-[（2-甲氧基苯基）甲基]-4-甲基苯乙胺	25D-NBOMe	1539266-35-7	11.80	121	91.1	13
	25D-NBOMe	1539266-35-7	11.80	121	64.97	30
	25D-NBOMe	1539266-35-7	11.80	150	90.83	28
四氢大麻酚	THC	1972-08-3	11.97	314	299	15
	THC	1972-08-3	11.97	314	231	25
	THC	1972-08-3	11.97	231	174	25
乙酰可待因	acetylcodeine	6703-27-1	12.25	282	266.1	20
	acetylcodeine	6703-27-1	12.25	341	229.1	20
	acetylcodeine	6703-27-1	12.25	341	214	35
氯氮草	chlordiazepoxide	58-25-3	12.25	282.9	282	10
	chlordiazepoxide	58-25-3	12.25	283.9	246.9	10
	chlordiazepoxide	58-25-3	12.25	282.9	266.9	40
蒂巴因	thebaine	115-37-7	12.29	311	296	15
	thebaine	115-37-7	12.29	312	297	15
4-氯-2,5-二甲氧基-N-[（2-甲氧基苯基）甲基]苯乙胺	25C-NBOMe	1227608-02-7	12.40	121	90.95	15
	25C-NBOMe	1227608-02-7	12.40	121	65	31
	25C-NBOMe	1227608-02-7	12.40	150	91.03	25
咪达唑仑	midazolam	59467-64-0	12.67	310	290	30
	midazolam	59467-64-0	12.67	310	257	35
	midazolam	59467-64-0	12.67	325	310	10
溴西泮	bromazepam	1812-30-2	12.89	236	181	25
	bromazepam	1812-30-2	12.89	288	206	35
	bromazepam	1812-30-2	12.89	236	208	5

中文名称	英文名称	化学文摘号 （CAS 号）	保留时间 /min	母离子 质荷比 （m/z）	子离子 质荷比 （m/z）	碰撞能量 /eV
海洛因	heroin	561-27-3	12.92	327	215	10
	heroin	561-27-3	12.92	310	268	15
	heroin	561-27-3	12.92	369	327	5
4-溴-2,5-二甲氧基-N-[(2-甲氧基苯基)甲基]-苯乙胺	25B-NBOMe	1026511-90-9	12.91	121	90.94	14
	25B-NBOMe	1026511-90-9	12.91	121	64.93	31
	25B-NBOMe	1026511-90-9	12.91	150	91.25	22
对乙酰氨基酚	acetaminophen	103-90-2	13.19	151	109	5
	acetaminophen	103-90-2	13.19	109	80	5
	acetaminophen	103-90-2	13.19	151	80	35
尼美西泮	nimetazepam	2011-67-8	13.22	267	221	15
	nimetazepam	2011-67-8	13.22	267	165	35
	nimetazepam	2011-67-8	13.22	294	248	20
芬太尼	fentanyl	437-38-7	13.37	245	146	20
	fentanyl	437-38-7	13.37	245	189	10
	fentanyl	437-38-7	13.37	146	131	15
4-碘-2,5-二甲氧基-N-[(2-甲氧基苯基)甲基]苯乙胺	25I-NBOMe	1043868-97-8	13.62	120.9	91.07	13
	25I-NBOMe	1043868-97-8	13.62	120.9	64.9	31
	25I-NBOMe	1043868-97-8	13.62	149.9	120.9	6
罂粟碱	papaverine	58-74-2	14.13	338	322	25
	papaverine	58-74-2	14.13	338	307	20
	papaverine	58-74-2	14.13	339	338	10
1-戊基-3-(2-氯苯乙酰基)吲哚	JWH-203	864445-54-5	14.71	214	144	15
	JWH-203	864445-54-5	14.71	214	43	25
	JWH-203	864445-54-5	14.71	144	116	15
艾司唑仑	estazolam	29975-16-4	14.93	259	205	15
	estazolam	29975-16-4	14.93	205	151	35
	estazolam	29975-16-4	14.93	294	259	5

续表

中文名称	英文名称	化学文摘号（CAS 号）	保留时间 /min	母离子质荷比 (m/z)	子离子质荷比 (m/z)	碰撞能量 /eV
三唑仑	triazolam	28911-01-5	16.44	238	203	15
	triazolam	28911-01-5	16.44	313	277	25
	triazolam	28911-01-5	16.44	342	313	5
1-丁基-3-(1-萘甲酰基)吲哚	JWH-073	208987-48-8	16.46	327	284	15
	JWH-073	208987-48-8	16.46	200	144	15
	JWH-073	208987-48-8	16.46	284	167	15
麦角乙二胺	lysergic acid diethylamide (LSD)	50-37-3	17.67	221	205	20
	lysergic acid diethylamide (LSD)	50-37-3	17.67	221	220	20
	lysergic acid diethylamide (LSD)	50-37-3	17.67	323	181	20
那可汀	narcotine	128-62-1	17.94	220	205	20
	narcotine	128-62-1	17.94	221	206	20
	narcotine	128-62-1	17.94	205	147	15

39 种目标物 GC-MS/MS 提取离子色谱图叠图，见图 1-1。

12 种目标物 GC-MS/MS 提取离子色谱图叠图，见图 1-2。

6 种目标物 GC-MS/MS 提取离子色谱图叠图，见图 1-3。

（2）Agilent 7890B-7200 四极杆飞行时间气质联用仪

色谱柱：HP-5MS UI（30m×250μm×0.25μm）；

升温程序：80℃保持 1min，然后以 20℃/min 升温至 290℃，保持 15min；

载气模式：恒流模式，1.0mL/min；

进样量：1μL；

进样口温度：260℃；

进样模式：脉冲不分流进样；

衬管：单锥，4mm 内径，带玻璃毛；

传输线温度：250℃；

溶剂延迟：2min；

离子源模式：EI、SCAN 及 MRM；

增益值：1.0；

离子源温度：250℃；

四极杆温度：150℃。

GC-QTOF 全扫描色谱图，见图 1-4。

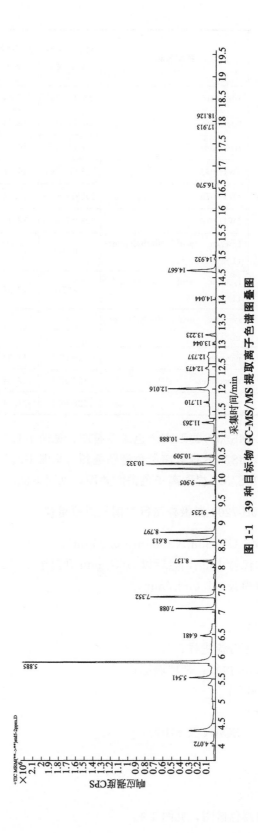

图 1-1　39 种目标物 GC-MS/MS 提取离子色谱图叠图

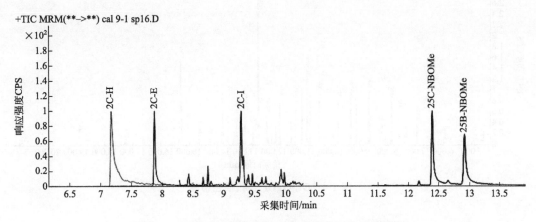

图 1-2　12 种目标物 GC-MS/MS 提取离子色谱图叠图

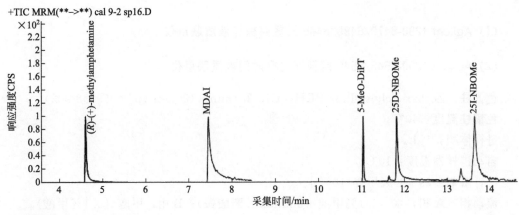

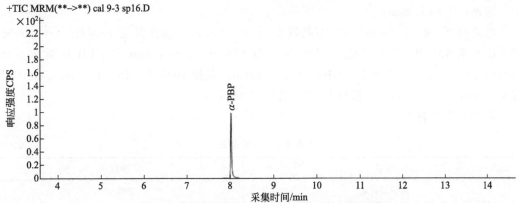

图 1-3　6 种目标物 GC-MS/MS 提取离子色谱图叠图

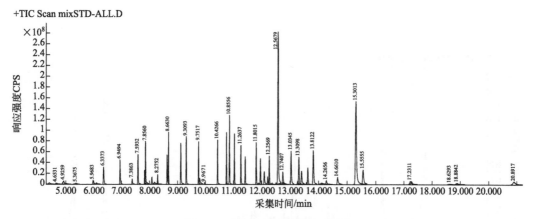

图1-4　GC-QTOF全扫描色谱图

1.2　液质联用仪器及条件

（1）Agilent 1290-6470/6495/6465 三重四极杆液质联用仪

（2）Agilent 1290-6545/6546 四极杆飞行时间液质联用仪

色谱柱：Zorbax Eclipse Plus RRHD C18 2.1mm×100mm（p/n 959758-902）。

色谱柱温度：40℃。

进样体积：1μL。

自动进样器温度：10℃。

洗针溶剂：8s（90％甲醇/10％水）。

流动相：A相，水（0.1％甲酸＋2mmol/L 醋酸铵）；B相，甲醇（0.1％甲酸）。

流速：0.4mL/min。

色谱梯度：0～0.5min，5％B/95％A；0.5～5min，5％B 升至 25％B；5～12min，25％B 升至 60％B；12～13min，60％B 升至 80％B；13～14min，80％B 升至 90％B；14～14.5min，90％B 升至 100％B；14.5～16min，保持 100％B；16～16.1min，100％B 降至 5％B；16.1～18min，保持 5％B；后运行 2min。

质谱参数见表1-2。

表1-2　质谱参数

项目	参数
离子源模式	正模式
干燥气温度	250℃
干燥气流量	7L/min
雾化器压力	30psi[①]
鞘流气温度	325℃

续表

项目	参数
鞘流气流量	11L/min
毛细管电压	3500V
喷嘴电压	0V
碎裂电压	120V
质荷比(m/z)扫描范围	50～1200

① 1psi＝6894.76Pa。

LC-MS/MS 化合物 MRM 采集参数，见表 1-3。

表 1-3　LC-MS/MS 化合物 MRM 采集参数

中文名称	英文名称	母离子质荷比(m/z)	子离子质荷比(m/z)	保留时间/min	锥孔电压/V	碰撞能量/eV	采集模式
脱氧麻黄碱	(R)-(－)-methylamphetamine	150.2	119	4.68	80	10	正模式
	(R)-(－)-methylamphetamine	150.2	91	4.68	80	20	正模式
S-(＋)-甲基苯丙胺	(S)-(＋)-methylamphetamine	150.15	91	4.68	85	18	正模式
	(S)-(＋)-methylamphetamine	150.15	119	4.68	85	11	正模式
4-溴-2,5-二甲氧基-N-[(2-甲氧基苯基）甲基]-苯乙胺	25B-NBOMe	380.2	121	11.59	120	20	正模式
	25B-NBOMe	380.2	91	11.59	120	45	正模式
4-氯-2,5-二甲氧基-N-[(2-甲氧基苯基）甲基]苯乙胺	25C-NBOMe	336.2	121	11.28	110	20	正模式
	25C-NBOMe	336.2	91	11.28	110	50	正模式
2,5-二甲氧基-N-[(2-甲氧基苯基)甲基]-4-甲基苯乙胺	25D-NBOMe	316.2	121	11.53	110	20	正模式
	25D-NBOMe	316.2	91	11.53	110	50	正模式
4-碘-2,5-二甲氧基-N-[(2-甲氧基苯基）甲基]苯乙胺	25I-NBOMe	428.1	121	12.09	120	20	正模式
	25I-NBOMe	428.1	91	12.09	120	55	正模式
2-(4-乙基-2,5-二甲氧基苯基)乙胺	2C-E	210.1	193	9.49	80	10	正模式
	2C-E	210.1	178	9.49	80	20	正模式
2,5-二甲氧基苯乙胺	2C-H	182.1	165	5.61	80	10	正模式
	2C-H	182.1	150	5.61	80	20	正模式

续表

中文名称	英文名称	母离子质荷比（m/z）	子离子质荷比（m/z）	保留时间/min	锥孔电压/V	碰撞能量/eV	采集模式
2,5-二甲氧基-4-碘苯乙胺	2C-I	308	291	8.82	90	10	正模式
	2C-I	308	276	8.82	90	25	正模式
5-甲氧基-N,N-二异丙基色胺	5-MeO-DiPT	275.3	174	7.3	110	20	正模式
	5-MeO-DiPT	275.3	114	7.3	110	15	正模式
N-[(1S)-1-(氨基羰基)-2-甲基丙基]-1-[(4-氟苯基)甲基]-1H-吲唑-3-甲酰胺	AB-FUBINACA	369.3	324.3	13.71	100	15	正模式
	AB-FUBINACA	369.3	253.1	13.71	100	25	正模式
N-[(1S)-1-(氨基羰基)-2-甲基丙基]-1-戊基-1H-吲唑-3-甲酰胺	AB-PINACA	331.2	286.3	14.09	100	15	正模式
	AB-PINACA	331.2	215.1	14.09	100	25	正模式
乙酰可待因	acetylcodeine	342.3	282.1	7	165	25	正模式
	acetylcodeine	342.3	225.1	7	165	30	正模式
苯丙胺	amphetamine	136.1	119.1	4.41	70	8	正模式
	amphetamine	136.1	91.1	4.41	70	20	正模式
α-吡咯烷苯丁酮	α-PBP	218.2	147	5.75	130	20	正模式
	α-PBP	218.2	91	5.75	130	30	正模式
溴西泮	bromazepam	316.1	288.1	10.79	140	20	正模式
	bromazepam	316.1	209.1	10.79	140	30	正模式
N-苄基哌嗪	BZP	177.1	91	1.94	100	15	正模式
	BZP	177.1	85	1.94	100	30	正模式
咖啡因	caffeine	195.1	138.1	5.56	120	20	正模式
	caffeine	195.1	110.1	5.56	120	25	正模式
卡西酮	cathinone	150.1	132.1	3.28	80	10	正模式
	cathinone	150.1	117	3.28	80	25	正模式
大麻二酚	CBD	315.3	259.3	14.85	125	20	正模式
	CBD	315.3	193.1	14.85	125	25	正模式
氯氮䓬	chlordiazepoxide	300.1	282.1	9.6	145	25	正模式
	chlordiazepoxide	300.1	227	9.6	145	25	正模式
可卡因	cocaine	304.2	182.1	7.17	125	20	正模式
	cocaine	304.2	150.1	7.17	125	30	正模式

续表

中文名称	英文名称	母离子质荷比（m/z）	子离子质荷比（m/z）	保留时间/min	锥孔电压/V	碰撞能量/eV	采集模式
可待因	codeine	300.2	215.1	3.81	160	30	正模式
	codeine	300.2	165.1	3.81	160	55	正模式
羟亚胺	cyclopentanol	238.2	220.1	7.69	105	15	正模式
	cyclopentanol	238.2	163	7.69	105	25	正模式
艾司唑仑	estazolam	295.1	267.1	12.06	170	25	正模式
	estazolam	295.1	205.1	12.06	170	45	正模式
芬太尼	fentanyl	337.3	188.1	9.49	130	25	正模式
	fentanyl	337.3	105.2	9.49	130	45	正模式
海洛因	heroin	370.3	328.2	7.15	170	30	正模式
	heroin	370.3	268.3	7.15	170	30	正模式
1-丁基-3-(1-萘甲酰基)吲哚	JWH073	328.3	155	14.71	150	25	正模式
	JWH073	328.3	127	14.71	150	55	正模式
(4-甲基-1-萘基)(1-戊基-1H-吲哚-3-基)甲酮	JWH-122	356.2	214.2	15.12	170	25	正模式
	JWH-122	356.2	169.1	15.12	170	30	正模式
2-(2-氯苯基)-1-(1-戊基-1H-吲哚-3-基)-1-乙酮	JWH-203	340.2	214.1	14.84	150	30	正模式
	JWH-203	340.2	125.1	14.84	150	35	正模式
1-戊基-3-(4-乙基-1-萘甲酰基)吲哚	JWH-210	370.3	214.2	15.24	180	30	正模式
	JWH-210	370.3	183.1	15.24	180	30	正模式
氯胺酮	ketamine	238	179	6.5	100	20	正模式
	ketamine	238	125	6.5	100	35	正模式
麦角乙二胺	LSD	324.3	223.1	8.43	135	25	正模式
	LSD	324.3	208.1	8.43	135	35	正模式
N-甲基-1-(3,4-亚甲二氧基苯基)-2-丁胺	MBDB	208.2	177	6.36	90	10	正模式
	MBDB	208.2	135.1	6.36	90	20	正模式
1-(3-氯苯基)哌嗪	m-CPP	197	154	6.72	120	20	正模式
	m-CPP	197	119	6.72	120	30	正模式
3,4亚甲二氧基苯异丙胺,替苯丙胺	MDA	180	163	4.76	75	10	正模式
	MDA	180	135	4.76	75	20	正模式
6,7-二氢-5H-茚并[5,6-D]-1,3-二氧戊环-6-胺	MDAI	178.1	161	3.83	80	10	正模式
	MDAI	178.1	103	3.83	80	35	正模式

续表

中文名称	英文名称	母离子质荷比（m/z）	子离子质荷比（m/z）	保留时间/min	锥孔电压/V	碰撞能量/eV	采集模式
3,4-亚甲二氧基-N-乙基安非他命	MDEA	208.1	163	5.59	90	15	正模式
	MDEA	208.1	105	5.59	90	30	正模式
3,4-亚甲二氧甲基苯丙胺	MDMA	194.1	163.1	4.91	90	10	正模式
	MDMA	194.1	105	4.91	90	30	正模式
哌替啶,杜冷丁	meperidine	248.2	220.1	7.78	140	25	正模式
	meperidine	248.2	174.1	7.78	140	20	正模式
美沙酮	methadone	310.3	265.2	11.93	110	15	正模式
	methadone	310.3	105	11.93	110	30	正模式
安眠酮	methaqualone	251.1	132	11.98	145	30	正模式
	methaqualone	251.1	91	11.98	145	50	正模式
甲卡西酮	methcathinone	164.1	146.1	3.61	90	10	正模式
	methcathinone	164.1	131.1	3.61	90	20	正模式
咪达唑仑	midazolam	326.2	291.2	9.88	170	30	正模式
	midazolam	326.2	209	9.88	170	40	正模式
吗啡	morphine	286.2	201	1.94	155	30	正模式
	morphine	286.2	165	1.94	155	50	正模式
那可汀	narcotine	414.3	353.1	8.3	150	25	正模式
	narcotine	414.3	220.1	8.3	150	25	正模式
硝西泮	nimetazepam	296.1	268.2	11.9	150	25	正模式
	nimetazepam	296.1	250.2	11.9	150	30	正模式
尼美西泮	nitrazepam	282.1	236	11.39	140	30	正模式
	nitrazepam	282.1	180.1	11.39	140	45	正模式
罂粟碱	papaverine	340.2	202	8.34	160	30	正模式
	papaverine	340.2	171	8.34	160	45	正模式
对乙酰氨基酚	paracetamol	152.1	110.1	3.05	110	15	正模式
	paracetamol	152.1	65.1	3.05	110	35	正模式
异丙嗪	promethazine	285.2	198	11.08	100	30	正模式
	promethazine	285.2	86.1	11.08	100	20	正模式
伪麻黄碱	pseudoephedrine	166.1	148.1	3.77	80	10	正模式
	pseudoephedrine	166.1	115	3.77	80	30	正模式
1-(3-三氟甲基苯基)哌嗪	TFMPP	231.1	188	8.16	120	25	正模式
	TFMPP	231.1	44	8.16	120	25	正模式

续表

中文名称	英文名称	母离子质荷比（m/z）	子离子质荷比（m/z）	保留时间/min	锥孔电压/V	碰撞能量/eV	采集模式
四氢大麻酚	THC	315.2	259.1	15.32	135	20	正模式
	THC	315.2	193.1	15.32	135	25	正模式
蒂巴因	thebaine	312.2	266.1	6.76	100	16	正模式
	thebaine	312.2	58.2	6.76	100	15	正模式
茶碱	theophylline	181	124	4.35	120	20	正模式
	theophylline	181	96	4.35	120	25	正模式
曲马多	tramadol	264.2	246.1	7.12	100	10	正模式
	tramadol	264.2	58.1	7.12	100	20	正模式
三唑仑	triazolam	343.1	315.1	12.55	180	30	正模式
	triazolam	343.1	308.1	12.55	180	30	正模式
文拉法辛	venlafaxine	278.2	260.1	9.26	110	10	正模式
	venlafaxine	278.2	215.1	9.26	110	15	正模式

LC-QQQ 多反应通道提取离子色谱叠加图，见图 1-5。

LC-QTOF 提取离子叠加谱图，见图 1-6。

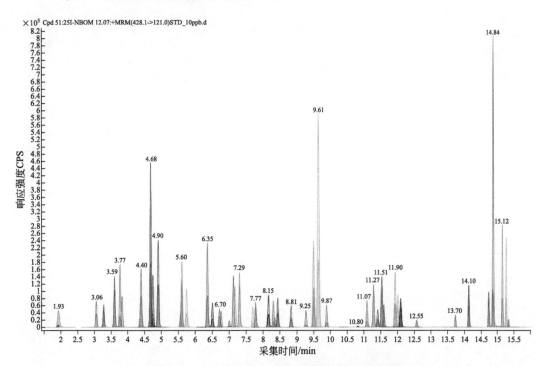

图 1-5 LC-QQQ 多反应通道提取离子色谱叠加图

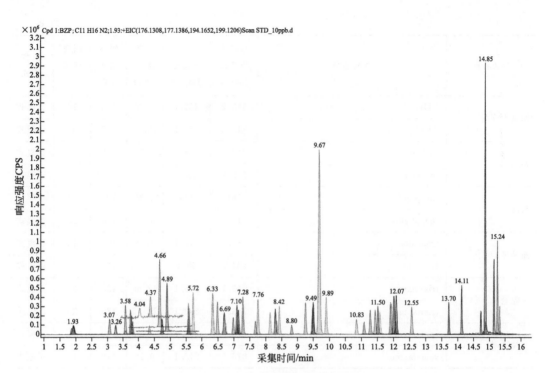

图 1-6　LC-QTOF 提取离子叠加谱图

第2章

管制类化合物信息及谱图

2.1 苯丙胺 (amphetamine)

[中文名称] 苯丙胺

[英文名称] 1-phenyl-2-propanamine

[CAS 号] 300-62-9

[分子式] $C_9H_{13}N$

[分子量] 135.1048

[结构式]

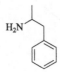

(1) GC-QQQ 离子对/谱图

苯丙胺 GC-QQQ 串联质谱采集参数，见表 2-1。

表 2-1　苯丙胺 GC-QQQ 串联质谱采集参数

化合物名称	母离子质荷比(m/z)	子离子质荷比(m/z)	保留时间/min	碰撞能量/eV
苯丙胺	91	65	4.120	15
苯丙胺	91	41	4.120	25
苯丙胺	91	63	4.120	30
苯丙胺	91	51	4.120	40

苯丙胺采集离子色谱图叠图，请见下图 2-1。

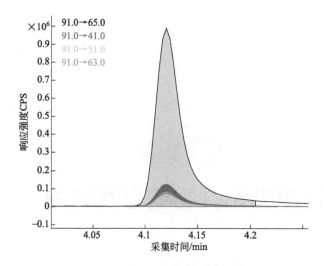

图 2-1　苯丙胺采集离子色谱图叠图

苯丙胺浓度分析校正曲线，见图 2-2。

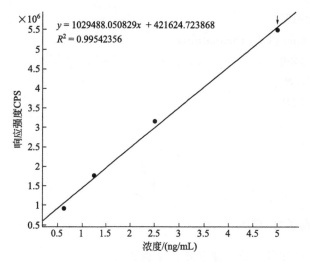

图 2-2　苯丙胺浓度分析校正曲线

(2) GC-QTOF 高分辨谱图

苯丙胺 GC-QTOF 高分辨质谱图，见图 2-3。

(3) LC-QQQ 离子对/谱图

苯丙胺 LC-QQQ 串联质谱采集参数，见表 2-2。

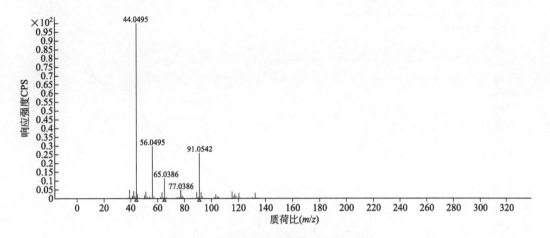

图 2-3　苯丙胺 GC-QTOF 高分辨质谱图

表 2-2　苯丙胺 LC-QQQ 串联质谱采集参数

化合物名称	母离子质荷比 (m/z)	子离子质荷比 (m/z)	保留时间 /min	锥孔电压 /V	碰撞能量 /eV	采集模式
苯丙胺	136.1	119.1	4.41	70	8	正模式
苯丙胺	136.1	91.1	4.41	70	20	正模式

苯丙胺 LC-QQQ 提取离子色谱图叠图，见图 2-4。

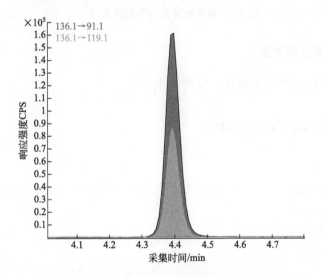

图 2-4　苯丙胺 LC-QQQ 提取离子色谱图叠图

苯丙胺浓度分析校正曲线，见图 2-5。

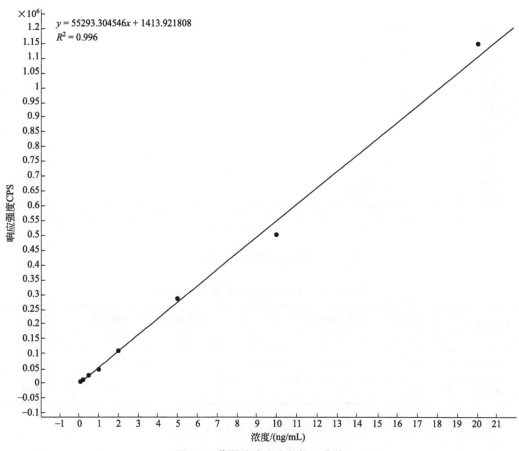

图 2-5 苯丙胺浓度分析校正曲线

（4）LC-QTOF 高分辨谱图

苯丙胺 LC-QTOF 高分辨质谱图，见图 2-6。

2.2 溴西泮（bromazepam）

［中文名称］溴西泮

［英文名称］7-bromo-5-(2-pyridinyl)-1,3-dihydro-2H-1,4-benzodiazepin-2-one

［CAS 号］1812-30-2

［分子式］$C_{14}H_{10}BrN_3O$

［分子量］315.0007

［结构式］

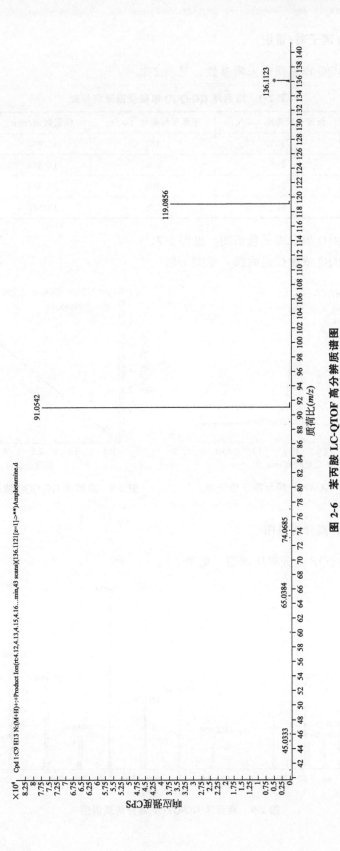

图 2-6　苯丙胺 LC-QTOF 高分辨质谱图

(1) GC-QQQ 离子对/谱图

溴西泮 GC-QQQ 串联质谱采集参数，见表 2-3。

表 2-3 溴西泮 GC-QQQ 串联质谱采集参数

化合物名称	母离子质荷比 (m/z)	子离子质荷比 (m/z)	保留时间/min	碰撞能量/eV
溴西泮	236	181	12.888	25
溴西泮	288	206	12.888	35
溴西泮	236	208	12.888	5
溴西泮	317	289	12.888	5

溴西泮 GC-QQQ 提取离子色谱图，见图 2-7。

溴西泮 GC-QQQ 浓度校正曲线，见图 2-8。

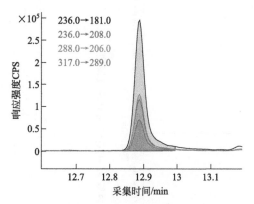

图 2-7 溴西泮 GC-QQQ 提取离子色谱图

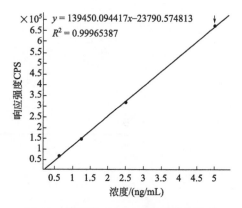

图 2-8 溴西泮 GC-QQQ 浓度校正曲线

(2) GC-QTOF 高分辨谱图

溴西泮 GC-QTOF 高分辨质谱图，见图 2-9。

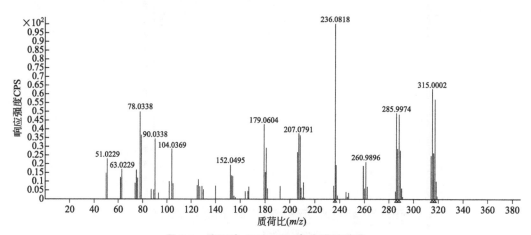

图 2-9 溴西泮 GC-QTOF 高分辨质谱图

(3) LC-QQQ 离子对/谱图

溴西泮 LC-QQQ 串联质谱采集参数，见表 2-4。

表 2-4　溴西泮 LC-QQQ 串联质谱采集参数

化合物名称	母离子质荷比（m/z）	子离子质荷比（m/z）	保留时间/min	锥孔电压/eV	碰撞能量/eV	采集模式
溴西泮	316.1	288.1	10.79	140	20	正模式
溴西泮	316.1	209.1	10.79	140	30	正模式

溴西泮 LC-QQQ 提取离子色谱图叠图，见图 2-10。

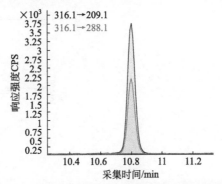

图 2-10　溴西泮 LC-QQQ 提取离子色谱图叠图

溴西泮 LC-QQQ 浓度校正曲线，见图 2-11。

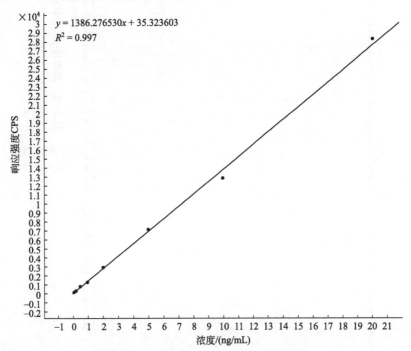

图 2-11　溴西泮 LC-QQQ 浓度校正曲线

(4) LC-QTOF 高分辨谱图

溴西泮 LC-QTOF 高分辨质谱图，见图 2-12。

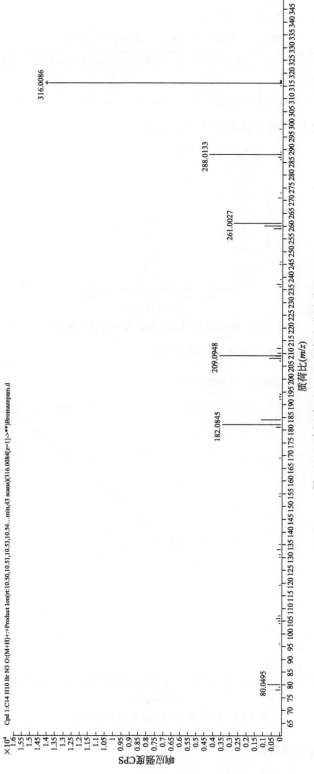

图 2-12　溴西泮 LC-QTOF 高分辨质谱图

2.3　N-苄基哌嗪（BZP）

［中文名称］ *N*-苄基哌嗪
［英文名称］ 1-benzylpiperazine dihydrochloride
［CAS 号］ 2759-28-6
［分子式］ $C_{11}H_{16}N_2$
［分子量］ 176.1313
［结构式］

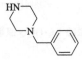

（1） GC-QTOF 高分辨谱图

N-苄基哌嗪 GC-QTOF 高分辨质谱图，见图 2-13。

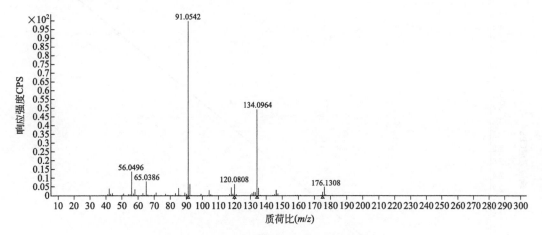

图 2-13　*N*-苄基哌嗪 GC-QTOF 高分辨质谱图

（2） LC-QQQ 离子对/谱图

N-苄基哌嗪 LC-QQQ 串联质谱采集参数，见表 2-5。

表 2-5　*N*-苄基哌嗪 LC-QQQ 串联质谱采集参数

化合物名称	母离子质荷比（*m/z*）	子离子质荷比（*m/z*）	保留时间 /min	锥孔电压 /V	碰撞能量 /eV	采集模式
N-苄基哌嗪	177.1	91	1.94	100	15	正模式
N-苄基哌嗪	177.1	85	1.94	100	30	正模式

N-苄基哌嗪 LC-QQQ 提取离子色谱图叠图，见图 2-14。
N-苄基哌嗪 LC-QQQ 浓度校正曲线，见图 2-15。

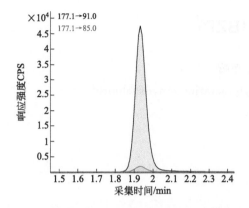

图 2-14　*N*-苄基哌嗪 LC-QQQ 提取离子色谱图叠图

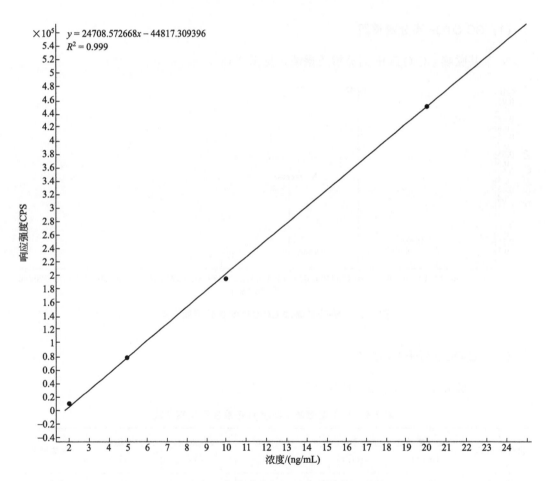

图 2-15　*N*-苄基哌嗪 LC-QQQ 浓度校正曲线

(3) LC-QTOF 高分辨谱图

N-苄基哌嗪 LC-QTOF 高分辨质谱图，见图 2-16。

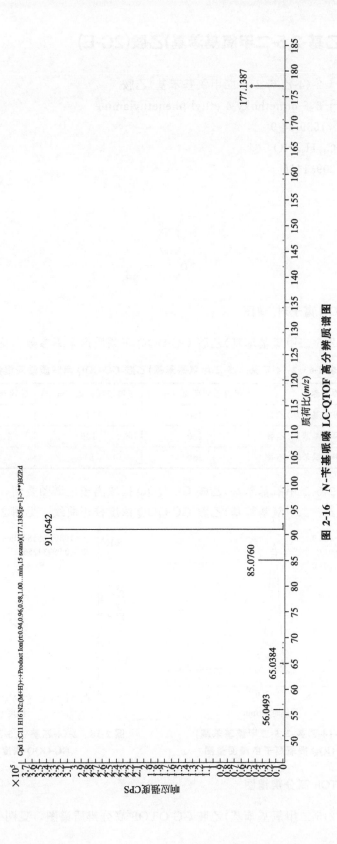

图 2-16　*N*-苄基哌嗪 LC-QTOF 高分辨质谱图

2.4 2-(4-乙基-2,5-二甲氧基苯基)乙胺(2C-E)

［中文名称］2-(4-乙基-2,5-二甲氧基苯基)乙胺
［英文名称］2,5-dimethoxy-4-ethyl phenethylamine
［CAS 号］71539-34-9
［分子式］$C_{12}H_{19}NO_2$
［分子量］209.1416
［结构式］

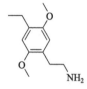

(1) GC-QQQ 离子对/谱图

2-(4-乙基-2,5-二甲氧基苯基)乙胺 GC-QQQ 串联质谱采集参数，见表 2-6。

表 2-6 2-(4-乙基-2,5-二甲氧基苯基)乙胺 GC-QQQ 串联质谱采集参数

化合物名称	母离子质荷比（m/z）	子离子质荷比（m/z）	保留时间/min	碰撞能量/eV
2-(4-乙基-2,5-二甲氧基苯基)乙胺	180	164.9	7.877	12
2-(4-乙基-2,5-二甲氧基苯基)乙胺	180	105	7.877	22
2-(4-乙基-2,5-二甲氧基苯基)乙胺	180	91	7.877	34

2-(4-乙基-2,5-二甲氧基苯基)乙胺 GC-QQQ 提取离子色谱图叠图，见图 2-17。

2-(4-乙基-2,5-二甲氧基苯基)乙胺 GC-QQQ 浓度校正曲线，见图 2-18。

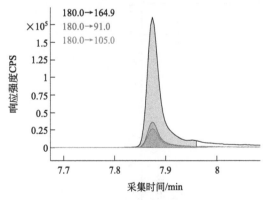

图 2-17 2-(4-乙基-2,5-二甲氧基苯基)
乙胺 GC-QQQ 提取离子色谱图叠图

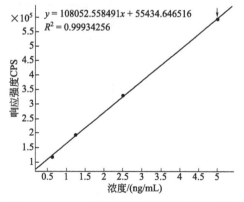

图 2-18 2-(4-乙基-2,5-二甲氧基苯基) 乙胺
GC-QQQ 浓度校正曲线

(2) GC-QTOF 高分辨谱图

2-(4-乙基-2,5-二甲氧基苯基)乙胺 GC-QTOF 高分辨质谱图，见图 2-19。

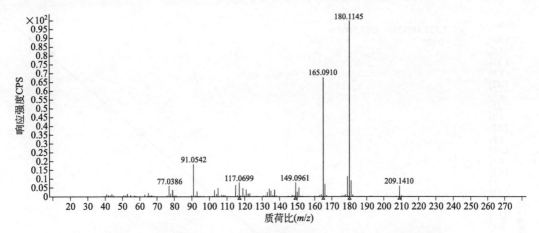

图 2-19　2-(4-乙基-2,5-二甲氧基苯基)乙胺 GC-QTOF 高分辨质谱图

(3) LC-QQQ 离子对/谱图

2-(4-乙基-2,5-二甲氧基苯基)乙胺 LC-QQQ 串联质谱采集参数，见表 2-7。

表 2-7　2-(4-乙基-2,5-二甲氧基苯基)乙胺 LC-QQQ 串联质谱采集参数

化合物名称	母离子质荷比 (*m/z*)	子离子质荷比 (*m/z*)	保留时间 /min	锥孔电压 /V	碰撞能量 /eV	采集模式
2-(4-乙基-2,5-二甲氧基苯基)乙胺	210.1	193	9.49	80	10	正模式
2-(4-乙基-2,5-二甲氧基苯基)乙胺	210.1	178	9.49	80	20	正模式

2-(4-乙基-2,5-二甲氧基苯基)乙胺 LC-QQQ 提取离子色谱图叠图，见图 2-20。

2-(4-乙基-2,5-二甲氧基苯基)乙胺 LC-QQQ 浓度校正曲线，见图 2-21。

(4) LC-QTOF 高分辨谱图

2-(4-乙基-2,5-二甲氧基苯基)乙胺 LC-QTOF 高分辨质谱图，见图 2-22。

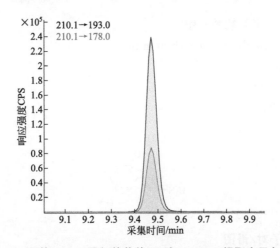

图 2-20　2-(4-乙基-2,5-二甲氧基苯基)乙胺 LC-QQQ 提取离子色谱图叠图

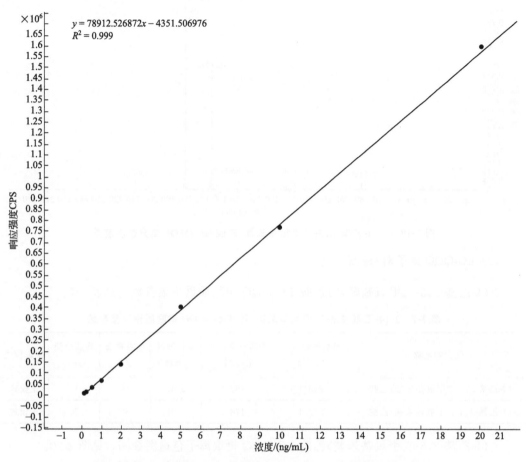

图 2-21　2-(4-乙基-2,5-二甲氧基苯基)乙胺 LC-QQQ 浓度校正曲线

2.5　2,5-二甲氧基苯乙胺(2C-H)

[中文名称] 2,5-二甲氧基苯乙胺

[英文名称] 2,5-dimethoxyphenethylamine

[CAS 号] 3600-86-0

[分子式] $C_{10}H_{15}NO_2$

[分子量] 181.1103

[结构式]

(1) GC-QQQ 离子对/谱图

2,5-二甲氧基苯乙胺 GC-QQQ 串联质谱采集参数，见表 2-8。

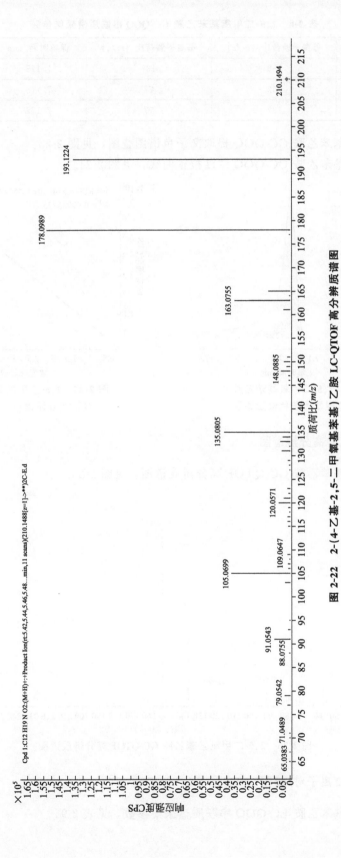

图 2-22　2-(4-乙基-2,5-二甲氧基苯基)乙胺 LC-QTOF 高分辨质谱图

表 2-8 2,5-二甲氧基苯乙胺 GC-QQQ 串联质谱采集参数

化合物名称	母离子质荷比（m/z）	子离子质荷比（m/z）	保留时间/min	碰撞能量/eV
2,5-二甲氧基苯乙胺	152	137	7.175	12
2,5-二甲氧基苯乙胺	152	77	7.175	33
2,5-二甲氧基苯乙胺	137	77	7.175	22

2,5-二甲氧基苯乙胺 GC-QQQ 提取离子色谱图叠图，见图 2-23。

2,5-二甲氧基苯乙胺 GC-QQQ 浓度校正曲线，见图 2-24。

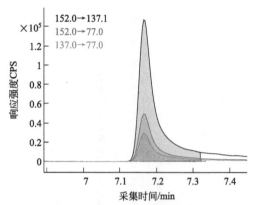

图 2-23 2,5-二甲氧基苯乙胺
GC-QQQ 提取离子色谱图叠图

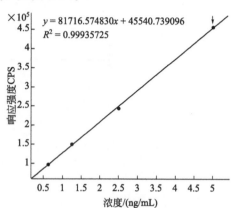

图 2-24 2,5-二甲氧基苯乙胺
GC-QQQ 浓度校正曲线

（2）GC-QTOF 高分辨谱图

2,5-二甲氧基苯乙胺 GC-QTOF 高分辨质谱图，见图 2-25。

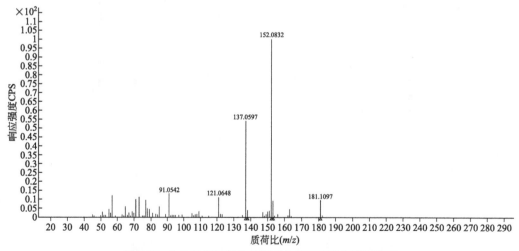

图 2-25 2,5-二甲氧基苯乙胺 GC-QTOF 高分辨质谱图

（3）LC-QQQ 离子对/谱图

2,5-二甲氧基苯乙胺 LC-QQQ 串联质谱采集参数，见表 2-9。

表 2-9　2,5-二甲氧基苯乙胺 LC-QQQ 串联质谱采集参数

化合物名称	母离子质荷比（m/z）	子离子质荷比（m/z）	保留时间/min	锥孔电压/V	碰撞能量/eV	采集模式
2,5-二甲氧基苯乙胺	182.1	165	5.61	80	10	正模式
2,5-二甲氧基苯乙胺	182.1	150	5.61	80	20	正模式

2,5-二甲氧基苯乙胺 LC-QQQ 提取离子色谱图叠图，见图 2-26。

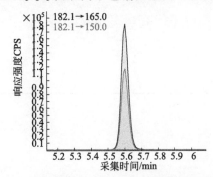

图 2-26　2,5-二甲氧基苯乙胺 LC-QQQ 提取离子色谱图叠图

2,5-二甲氧基苯乙胺 LC-QQQ 浓度校正曲线，见图 2-27。

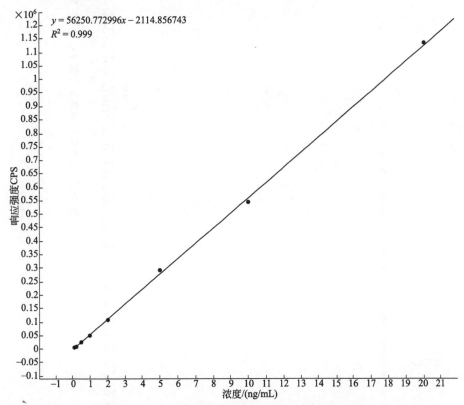

图 2-27　2,5-二甲氧基苯乙胺 LC-QQQ 浓度校正曲线

（4）LC-QTOF 高分辨谱图

2,5-二甲氧基苯乙胺 LC-QTOF 高分辨质谱图，见图 2-28。

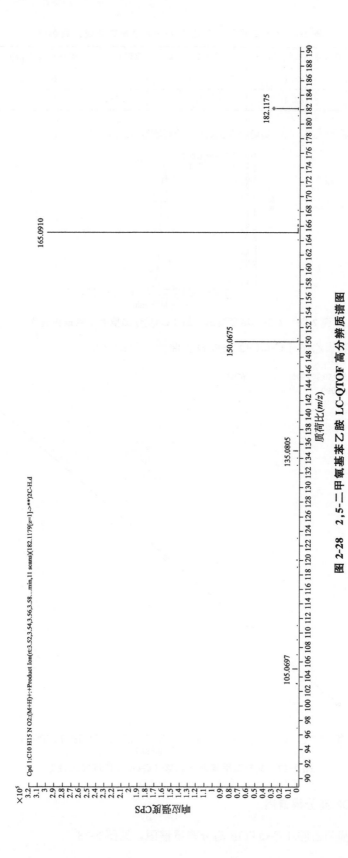

图 2-28　2,5-二甲氧基苯乙胺 LC-QTOF 高分辨质谱图

2.6　2,5-二甲氧基-4-碘苯乙胺（2C-I）

［中文名称］2,5-二甲氧基-4-碘苯乙胺
［英文名称］4-iodo-2,5-dimethoxyphenethylamine
［CAS 号］69587-11-7
［分子式］$C_{10}H_{14}INO_2$
［分子量］307.0069
［结构式］

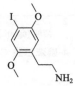

(1) GC-QQQ 离子对/谱图

2,5-二甲氧基-4-碘苯乙胺 GC-QQQ 串联质谱采集参数，见表 2-10。

表 2-10　2,5-二甲氧基-4-碘苯乙胺 GC-QQQ 串联质谱采集参数

化合物名称	母离子质荷比 （m/z）	子离子质荷比 （m/z）	保留时间 /min	碰撞能量 /eV
2,5-二甲氧基-4-碘苯乙胺	307	64.8	9.28	33
2,5-二甲氧基-4-碘苯乙胺	307	120.5	9.28	38
2,5-二甲氧基-4-碘苯乙胺	307	180.19	9.28	5

2,5-二甲氧基-4-碘苯乙胺 GC-QQQ 提取离子色谱图叠图，见图 2-29。
2,5-二甲氧基-4-碘苯乙胺 GC-QQQ 浓度校正曲线，见图 2-30。

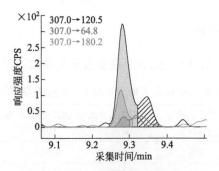

图 2-29　2,5-二甲氧基-4-碘苯乙胺
GC-QQQ 提取离子色谱图叠图

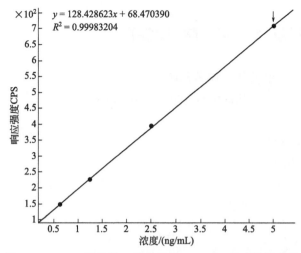

图 2-30　2,5-二甲氧基-4-碘苯乙胺 GC-QQQ 浓度校正曲线

(2) GC-QTOF 高分辨谱图

2,5-二甲氧基-4-碘苯乙胺 GC-QTOF 高分辨质谱图，见图 2-31。

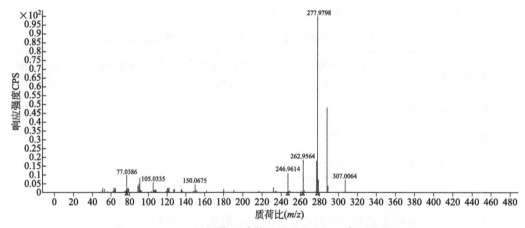

图 2-31　2,5-二甲氧基-4-碘苯乙胺 GC-QTOF 高分辨质谱图

(3) LC-QQQ 离子对/谱图

2,5-二甲氧基-4-碘苯乙胺 LC-QQQ 串联质谱采集参数，见表 2-11。

表 2-11　2,5-二甲氧基-4-碘苯乙胺 LC-QQQ 串联质谱采集参数

化合物名称	母离子质荷比 （m/z）	子离子质荷比 （m/z）	保留时间 /min	锥孔电压 /V	碰撞能量 /eV	采集模式
2,5-二甲氧基-4-碘苯乙胺	308	291	8.82	90	10	正模式
2,5-二甲氧基-4-碘苯乙胺	308	276	8.82	90	25	正模式

2,5-二甲氧基-4-碘苯乙胺 LC-QQQ 提取离子色谱图叠图，见图 2-32。

2,5-二甲氧基-4-碘苯乙胺 LC-QQQ 浓度校正曲线，见图 2-33。

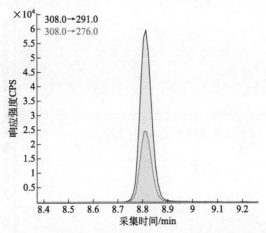

图 2-32　2,5-二甲氧基-4-碘苯乙胺 LC-QQQ 提取离子色谱图叠图

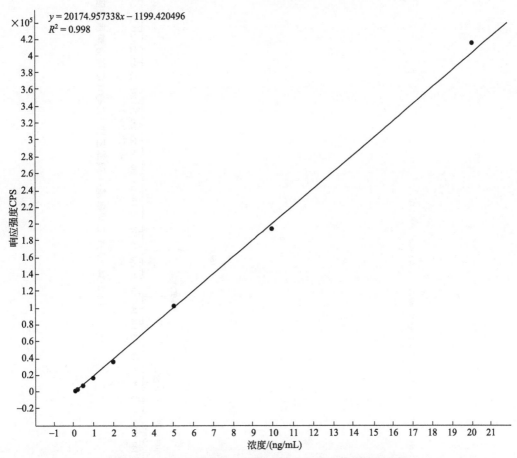

图 2-33　2,5-二甲氧基-4-碘苯乙胺 LC-QQQ 浓度校正曲线

(4) LC-QTOF 高分辨谱图

2,5-二甲氧基-4-碘苯乙胺 LC-QTOF 高分辨质谱图，见图 2-34。

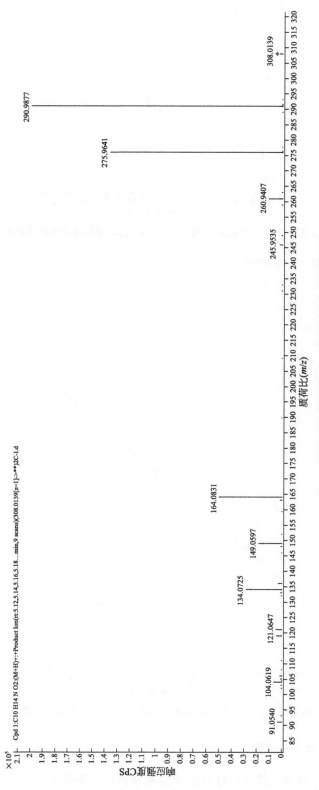

图 2-34 2,5-二甲氧基-4-碘苯乙胺 LC-QTOF 高分辨质谱图

2.7　咖啡因（caffeine）

［中文名称］咖啡因
［英文名称］1,3,7-trimethyl-3,7-dihydro-1*H*-purine-2,6-dione
［CAS 号］58-08-2
［分子式］$C_8H_{10}N_4O_2$
［分子量］194.0804
［结构式］

（1）GC-QQQ 离子对/谱图

咖啡因 GC-QQQ 串联质谱采集参数，见表 2-12。

表 2-12　咖啡因 GC-QQQ 串联质谱采集参数

化合物名称	母离子质荷比（*m/z*）	子离子质荷比（*m/z*）	保留时间/min	碰撞能量/eV
咖啡因	194	55	8.896	30
咖啡因	109	55	8.896	5
咖啡因	194	193	8.896	5
咖啡因	194	109	8.896	10

咖啡因 GC-QQQ 提取离子色谱图叠图，见图 2-35。
咖啡因 GC-QQQ 浓度校正曲线，见图 2-36。

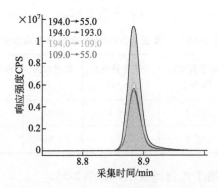

图 2-35　咖啡因 GC-QQQ 提取离子色谱图叠图

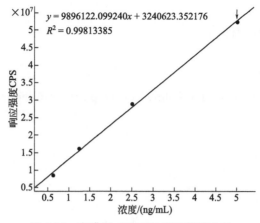

图 2-36 咖啡因 GC-QQQ 浓度校正曲线

(2) GC-QTOF 高分辨谱图

咖啡因 GC-QTOF 高分辨质谱图，见图 2-37。

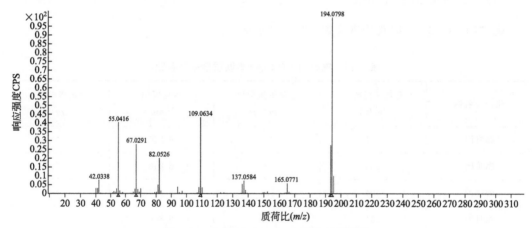

图 2-37 咖啡因 GC-QTOF 高分辨质谱图

(3) LC-QQQ 离子对/谱图

咖啡因 LC-QQQ 串联质谱采集参数，见表 2-13。

表 2-13 咖啡因 LC-QQQ 串联质谱采集参数

化合物名称	母离子质荷比 （m/z）	子离子质荷比 （m/z）	保留时间 /min	锥孔电压 /V	碰撞能量 /eV	采集模式
咖啡因	195.1	138.1	5.56	120	20	正模式
咖啡因	195.1	110.1	5.56	120	25	正模式

咖啡因 LC-QQQ 提取离子色谱图叠图，见图 2-38。

咖啡因 LC-QQQ 浓度校正曲线，见图 2-39。

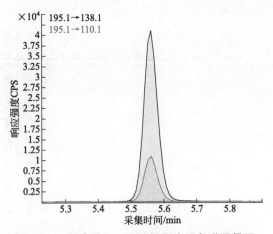

图 2-38 咖啡因 LC-QQQ 提取离子色谱图叠图

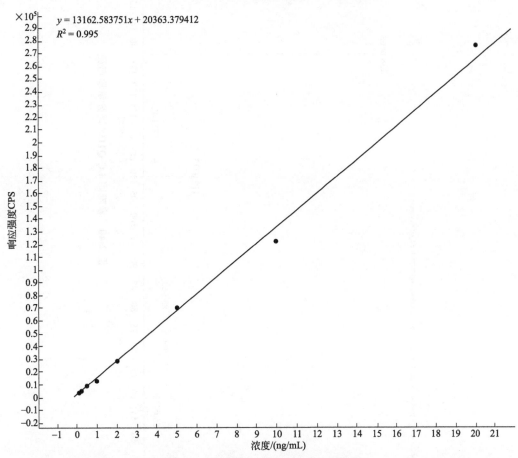

图 2-39 咖啡因 LC-QQQ 浓度校正曲线

(4) LC-QTOF 高分辨谱图

咖啡因 LC-QTOF 高分辨质谱图，见图 2-40。

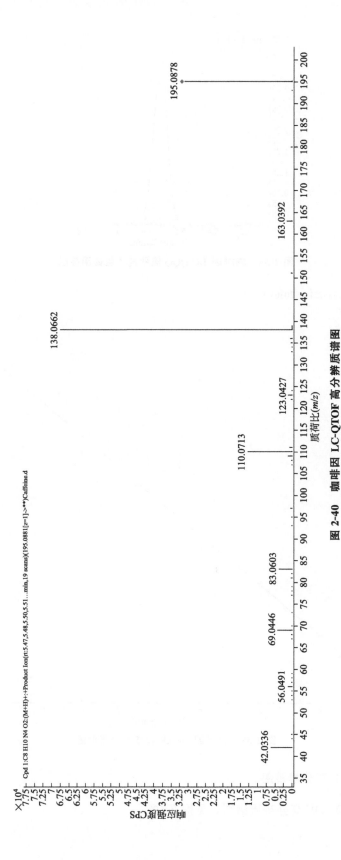

图 2-40 咖啡因 LC-QTOF 高分辨质谱图

2.8　卡西酮 (cathinone)

［中文名称］卡西酮
［英文名称］2-amino-1-phenyl-1-propanone
［CAS 号］5265-18-9
［分子式］$C_9H_{11}NO$
［分子量］149.0841
［结构式］

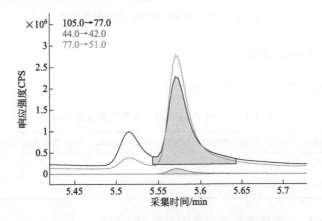

(1) GC-QQQ 离子对/谱图

卡西酮 GC-QQQ 串联质谱采集参数，见表 2-14。

表 2-14　卡西酮 GC-QQQ 串联质谱采集参数

化合物名称	母离子质荷比 (m/z)	子离子质荷比 (m/z)	保留时间 /min	碰撞能量 /eV
卡西酮	44	42	5.565	25
卡西酮	105	77	5.565	15
卡西酮	77	51	5.565	20

卡西酮 GC-QQQ 提取离子色谱图叠图，见图 2-41。
卡西酮 GC-QQQ 浓度校正曲线，见图 2-42。

图 2-41　卡西酮 GC-QQQ 提取离子色谱图叠图

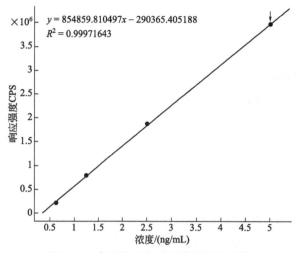

图 2-42　卡西酮 GC-QQQ 浓度校正曲线

（2）GC-QTOF 高分辨谱图

卡西酮 GC-QTOF 高分辨质谱图，见图 2-43。

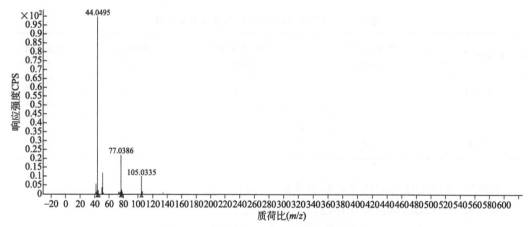

图 2-43　卡西酮 GC-QTOF 高分辨质谱图

（3）LC-QQQ 离子对/谱图

卡西酮 LC-QQQ 串联质谱采集参数，见表 2-15。

表 2-15　卡西酮 LC-QQQ 串联质谱采集参数

化合物名称	母离子质荷比（m/z）	子离子质荷比（m/z）	保留时间/min	锥孔电压/V	碰撞能量/eV	采集模式
卡西酮	150.1	132.1	3.28	80	10	正模式
卡西酮	150.1	117	3.28	80	25	正模式

卡西酮 LC-QQQ 提取离子色谱图叠图，见图 2-44。

卡西酮 LC-QQQ 浓度校正曲线，见图 2-45。

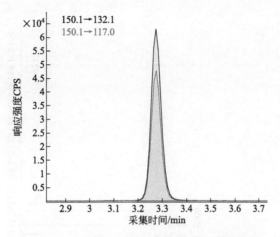

图 2-44　卡西酮 LC-QQQ 提取离子色谱图叠图

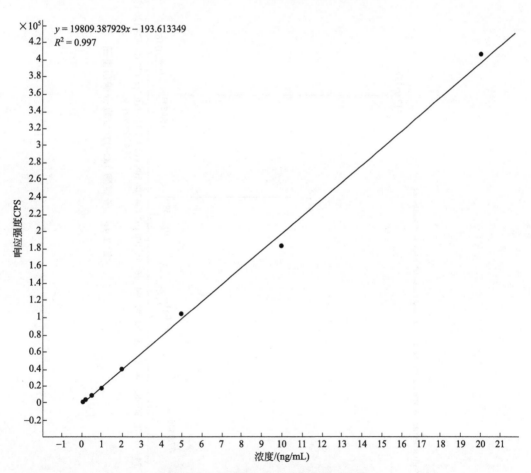

图 2-45　卡西酮 LC-QQQ 浓度校正曲线

（4）LC-QTOF 高分辨谱图

卡西酮 LC-QTOF 高分辨质谱图，见图 2-46。

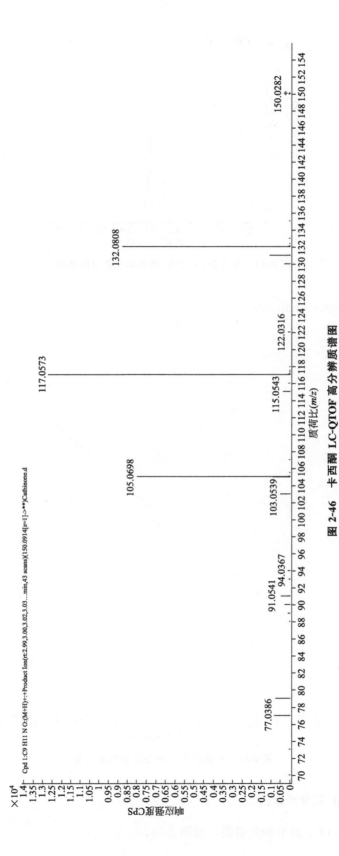

图 2-46 卡西酮 LC-QTOF 高分辨质谱图

2.9　氯氮䓬 (chlordiazepoxide)

［中文名称］氯氮䓬

［英文名称］(2*Z*)-7-chloro-*N*-methyl-5-phenyl-1,3-dihydro-2*H*-1,4-benzodiazepin-2-imine 4-oxide

［CAS 号］58-25-3

［分子式］$C_{16}H_{14}ClN_3O$

［分子量］299.0825

［结构式］

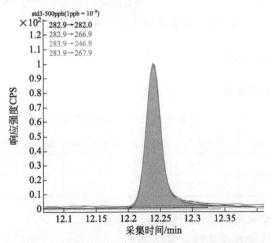

(1) GC-QQQ 离子对/谱图

氯氮䓬 GC-QQQ 串联质谱采集参数，见表 2-16。

表 2-16　氯氮䓬 GC-QQQ 串联质谱采集参数

化合物名称	母离子质荷比（m/z）	子离子质荷比（m/z）	保留时间/min	碰撞能量/eV
氯氮䓬	282.9	282	12.25	10
氯氮䓬	283.9	246.9	12.25	10
氯氮䓬	282.9	266.9	12.25	40
氯氮䓬	283.9	267.9	12.25	40

氯氮䓬 GC-QQQ 提取离子色谱图叠图，见图 2-47。

氯氮䓬 GC-QQQ 浓度校正曲线，见图 2-48。

图 2-47　氯氮䓬 GC-QQQ 提取离子色谱图叠图

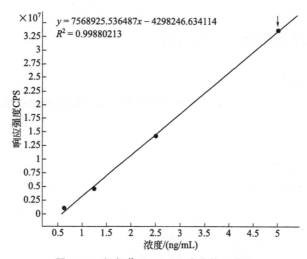

图 2-48　氯氮䓬 GC-QQQ 浓度校正曲线

（2）GC-QTOF 高分辨谱图

氯氮䓬 GC-QTOF 高分辨质谱图，见图 2-49。

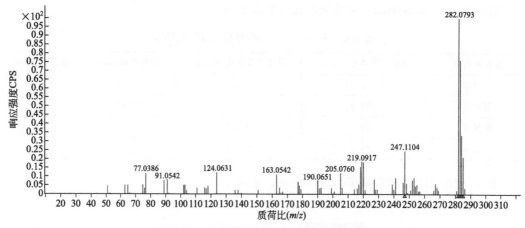

图 2-49　氯氮䓬 GC-QTOF 高分辨质谱图

（3）LC-QQQ 离子对/谱图

氯氮䓬 LC-QQQ 串联质谱采集参数，见表 2-17。

表 2-17　氯氮䓬 LC-QQQ 串联质谱采集参数

化合物名称	母离子质荷比（m/z）	子离子质荷比（m/z）	保留时间/min	锥孔电压/V	碰撞能量/eV	采集模式
氯氮䓬	300.1	282.1	9.6	145	25	正模式
氯氮䓬	300.1	227	9.6	145	25	正模式

氯氮䓬 LC-QQQ 提取离子色谱图叠图，见图 2-50。

氯氮䓬 LC-QQQ 浓度校正曲线，见图 2-51。

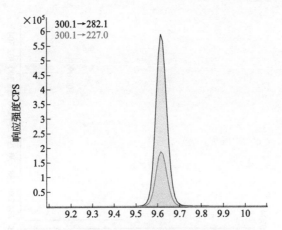

图 2-50　氯氮䓬 LC-QQQ 提取离子色谱图叠图

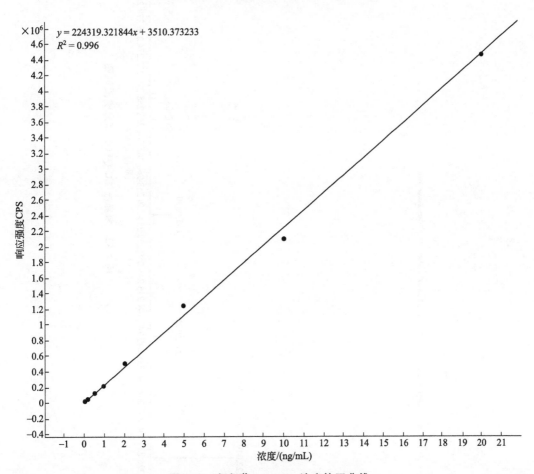

图 2-51　氯氮䓬 LC-QQQ 浓度校正曲线

(4) LC-QTOF 高分辨谱图

氯氮䓬 LC-QTOF 高分辨质谱图，见图 2-52。

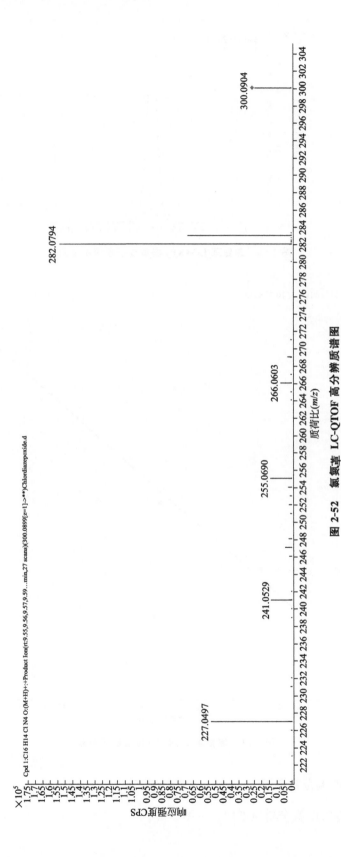

图 2-52 氯氮䓬 LC-QTOF 高分辨质谱图

2.10　可卡因（cocaine）

［中文名称］可卡因

［英文名称］methyl（2S，3R）-3-（benzoyloxy）-8-methyl-8-azabicyclo［3.2.1］octane-2-carboxylate

［CAS 号］50-36-2

［分子式］$C_{17}H_{21}NO_4$

［分子量］303.1471

［结构式］

（1）GC-QQQ 离子对/谱图

可卡因 GC-QQQ 串联质谱采集参数，见表 2-18。

表 2-18　可卡因 GC-QQQ 串联质谱采集参数

化合物名称	母离子质荷比（m/z）	子离子质荷比（m/z）	保留时间/min	碰撞能量/eV
可卡因	82	67	10.797	20
可卡因	182	82	10.797	10
可卡因	94	78	10.797	20
可卡因	105	77	10.797	15

可卡因 GC-QQQ 提取离子色谱图叠图，见图 2-53。

可卡因 GC-QQQ 浓度校正曲线，见图 2-54。

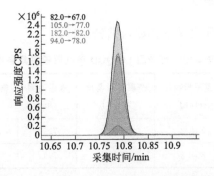

图 2-53　可卡因 GC-QQQ 提取离子色谱图叠图

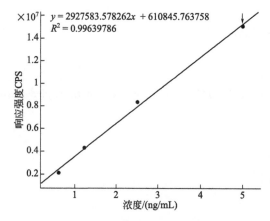

图 2-54　可卡因 GC-QQQ 浓度校正曲线

（2）GC-QTOF 高分辨谱图

可卡因 GC-QTOF 高分辨质谱图，见图 2-55。

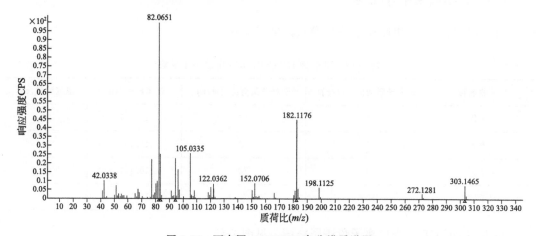

图 2-55　可卡因 GC-QTOF 高分辨质谱图

（3）LC-QQQ 离子对/谱图

可卡因 LC-QQQ 串联质谱采集参数，见表 2-19。

表 2-19　可卡因 LC-QQQ 串联质谱采集参数

化合物名称	母离子质荷比（m/z）	子离子质荷比（m/z）	保留时间/min	锥孔电压/V	碰撞能量/eV	采集模式
可卡因	304.2	182.1	7.17	125	20	正模式
可卡因	304.2	150.1	7.17	125	30	正模式

可卡因 LC-QQQ 提取离子色谱图叠图，见图 2-56。

可卡因 LC-QQQ 浓度校正曲线，见图 2-57。

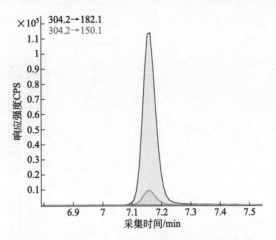

图 2-56　可卡因 LC-QQQ 提取离子色谱图叠图

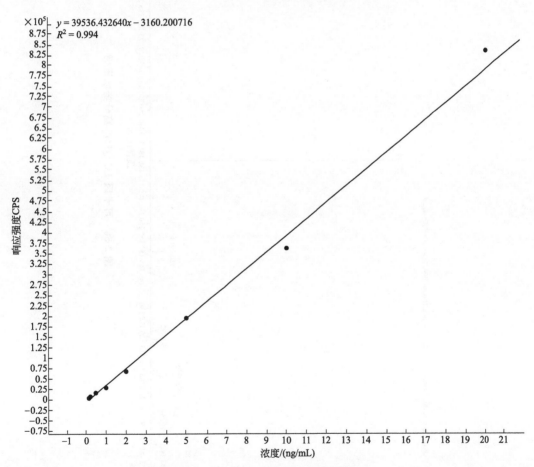

图 2-57　可卡因 LC-QQQ 浓度校正曲线

(4) LC-QTOF 高分辨谱图

可卡因 LC-QTOF 高分辨质谱图，见图 2-58。

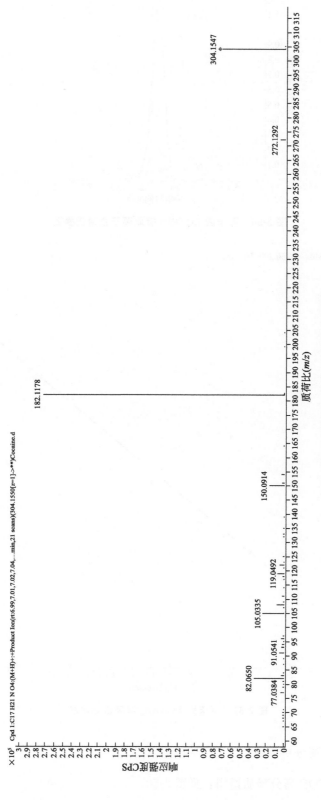

图 2-58 可卡因 LC-QTOF 高分辨质谱图

2.11　可待因（codeine）

［中文名称］可待因
［英文名称］(5α,6α)-3-methoxy-17-methyl-7,8-didehydro-4,5-epoxymorphinan-6-ol
［CAS 号］76-57-3
［分子式］$C_{18}H_{21}NO_3$
［分子量］299.1521
［结构式］

(1)　GC-QQQ 离子对/谱图

可待因 GC-QQQ 串联质谱采集参数，见表 2-20。

表 2-20　可待因 GC-QQQ 串联质谱采集参数

化合物名称	母离子质荷比（m/z）	子离子质荷比（m/z）	保留时间/min	碰撞能量/eV
可待因	298.9	161.9	11.675	20
可待因	161.8	146.8	11.675	20
可待因	298.9	280.2	11.675	20
可待因	298.9	145.9	11.675	35

可待因 GC-QQQ 提取离子色谱图叠图，见图 2-59。
可待因 GC-QQQ 浓度校正曲线，见图 2-60。

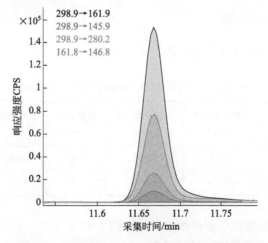

图 2-59　可待因 GC-QQQ 提取离子色谱图叠图

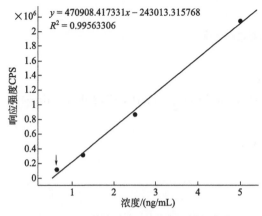

图 2-60　可待因 GC-QQQ 浓度校正曲线

（2）GC-QTOF 高分辨谱图

可待因 GC-QTOF 高分辨质谱图，见图 2-61。

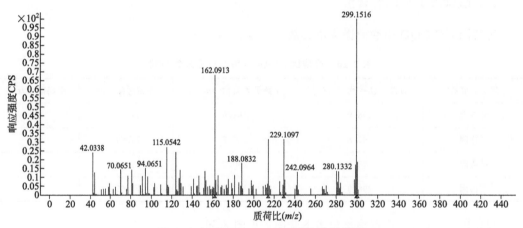

图 2-61　可待因 GC-QTOF 高分辨质谱图

（3）LC-QQQ 离子对/谱图

可待因 LC-QQQ 串联质谱采集参数，见表 2-21。

表 2-21　可待因 LC-QQQ 串联质谱采集参数

化合物名称	母离子质荷比 （m/z）	子离子质荷比 （m/z）	保留时间 /min	锥孔电压 /V	碰撞能量 /eV	采集模式
可待因	300.2	215.1	3.81	160	30	正模式
可待因	300.2	165.1	3.81	160	55	正模式

可待因 LC-QQQ 提取离子色谱图叠图，见图 2-62。

可待因 LC-QQQ 浓度校正曲线，见图 2-63。

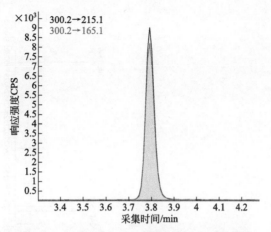

图 2-62　可待因 LC-QQQ 提取离子色谱图叠图

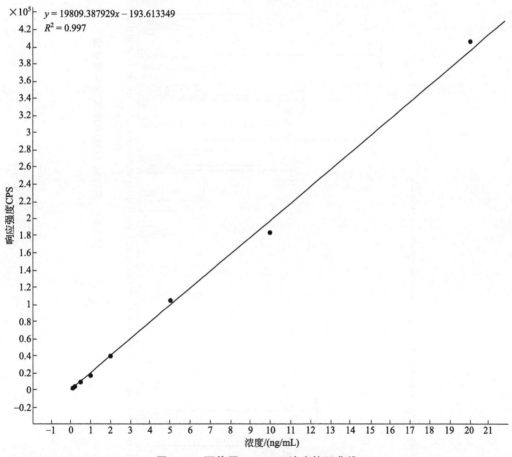

图 2-63　可待因 LC-QQQ 浓度校正曲线

（4）LC-QTOF 高分辨谱图

可待因 LC-QTOF 高分辨质谱图，见图 2-64。

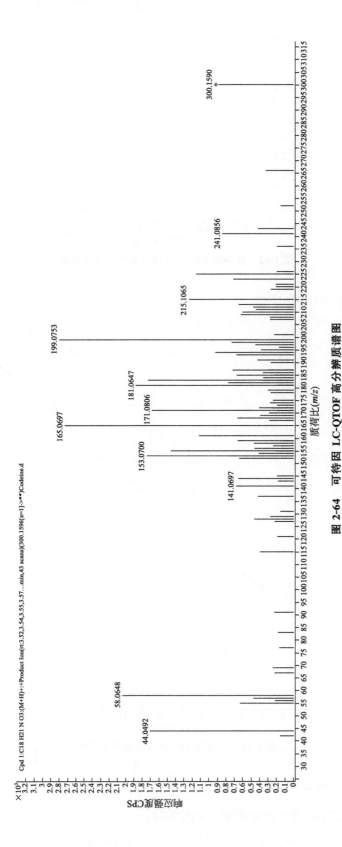

图 2-64 可待因 LC-QTOF 高分辨质谱图

2.12 羟亚胺 (cyclopentanol)

[中文名称] 羟亚胺

[英文名称] 1-[(*E*)-(2-chlorophenyl)(methylimino)methyl]cyclopentanol hydrochloride

[CAS 号] 90717-16-1

[分子式] $C_{13}H_{16}ClNO$

[分子量] 237.0920

[结构式]

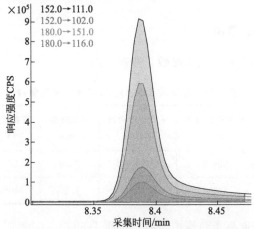

(1) GC-QQQ 离子对/谱图

羟亚胺 GC-QQQ 串联质谱采集参数，见表 2-22。

表 2-22 羟亚胺 GC-QQQ 串联质谱采集参数

化合物名称	母离子质荷比 （m/z）	子离子质荷比 （m/z）	保留时间/min	碰撞能量/eV
羟亚胺	152	111	8.393	20
羟亚胺	152	102	8.393	30
羟亚胺	180	116	8.393	25
羟亚胺	180	151	8.393	10

羟亚胺 GC-QQQ 提取离子色谱图叠图，见图 2-65。

羟亚胺 GC-QQQ 浓度校正曲线，见图 2-66。

图 2-65 羟亚胺 GC-QQQ 提取离子色谱图叠图

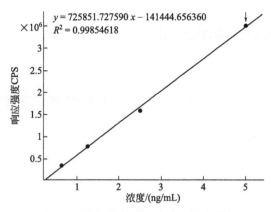

图 2-66 羟亚胺 GC-QQQ 浓度校正曲线

(2) GC-QTOF 高分辨谱图

羟亚胺 GC-QTOF 高分辨质谱图，见图 2-67。

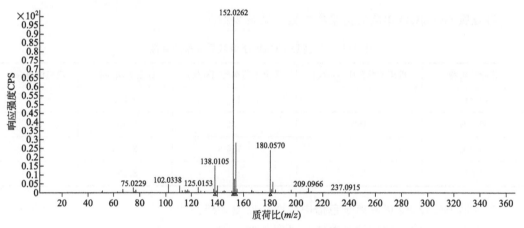

图 2-67 羟亚胺 GC-QTOF 高分辨质谱图

(3) LC-QQQ 离子对/谱图

羟亚胺 LC-QQQ 串联质谱采集参数，见表 2-23。

表 2-23 羟亚胺 LC-QQQ 串联质谱采集参数

化合物名称	母离子质荷比 （m/z）	子离子质荷比 （m/z）	保留时间 /min	锥孔电压 /V	碰撞能量 /eV	采集模式
羟亚胺	238.2	220.1	7.69	105	15	正模式
羟亚胺	238.2	163	7.69	105	25	正模式

羟亚胺 LC-QQQ 提取离子色谱图叠图，见图 2-68。

羟亚胺 LC-QQQ 浓度校正曲线，见图 2-69。

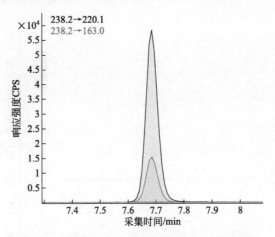

图 2-68　羟亚胺 LC-QQQ 提取离子色谱图叠图

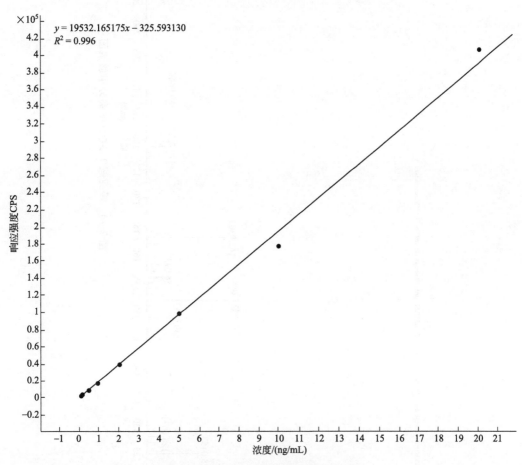

图 2-69　羟亚胺 LC-QQQ 浓度校正曲线

（4）LC-QTOF 高分辨谱图

羟亚胺 LC-QTOF 高分辨质谱图，见图 2-70。

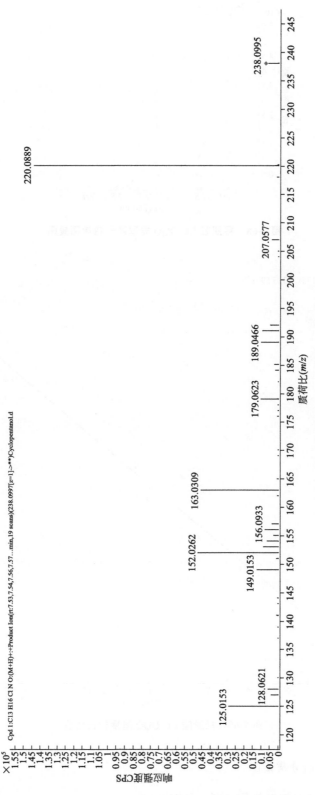

图 2-70 羟亚胺 LC-QTOF 高分辨质谱图

2.13　5-甲氧基-*N*,*N*-二异丙基色胺（5-MeO-DiPT）

[中文名称] 5-甲氧基-*N*,*N*-二异丙基色胺

[英文名称] 5-methoxy-*N*,*N*-diisopropyltryptamine

[CAS 号] 4021-34-5

[分子式] $C_{17}H_{26}N_2O$

[分子量] 274.2045

[结构式]

（1）GC-QQQ 离子对/谱图

5-甲氧基-*N*,*N*-二异丙基色胺 GC-QQQ 串联质谱采集参数，见表 2-24。

表 2-24　5-甲氧基-*N*,*N*-二异丙基色胺 GC-QQQ 串联质谱采集参数

化合物名称	母离子质荷比（*m/z*）	子离子质荷比（*m/z*）	保留时间/min	碰撞能量/eV
5-甲氧基-*N*,*N*-二异丙基色胺	114	71.9	11.017	5
5-甲氧基-*N*,*N*-二异丙基色胺	114	43.1	11.017	17
5-甲氧基-*N*,*N*-二异丙基色胺	160	116.85	11.017	24

5-甲氧基-*N*,*N*-二异丙基色胺 GC-QQQ 提取离子色谱图叠图，见图 2-71。

5-甲氧基-*N*,*N*-二异丙基色胺 GC-QQQ 浓度校正曲线，见图 2-72。

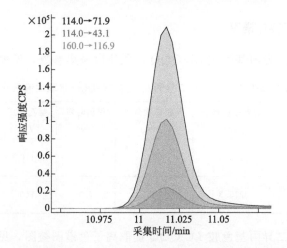

图 2-71　5-甲氧基-*N*,*N*-二异丙基色胺 GC-QQQ 提取离子色谱图叠图

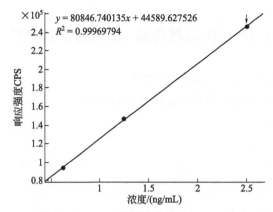

图 2-72　5-甲氧基-*N*,*N*-二异丙基色胺 GC-QQQ 浓度校正曲线

（2）GC-QTOF 高分辨谱图

5-甲氧基-*N*,*N*-二异丙基色胺 GC-QTOF 高分辨质谱图，见图 2-73。

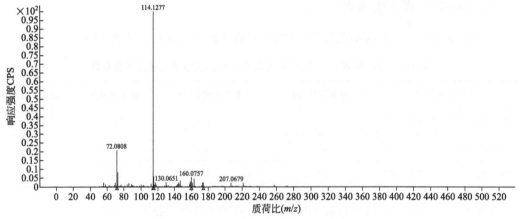

图 2-73　5-甲氧基-*N*,*N*-二异丙基色胺 GC-QTOF 高分辨质谱图

（3）LC-QQQ 离子对/谱图

5-甲氧基-*N*,*N*-二异丙基色胺 LC-QQQ 串联质谱采集参数，见表 2-25。

表 2-25　5-甲氧基-*N*,*N*-二异丙基色胺 LC-QQQ 串联质谱采集参数

化合物名称	母离子质荷比（*m/z*）	子离子质荷比（*m/z*）	保留时间/min	锥孔电压/V	碰撞能量/eV	采集模式
5-甲氧基-*N*,*N*-二异丙基色胺	275.3	174	7.3	110	20	正模式
5-甲氧基-*N*,*N*-二异丙基色胺	275.3	114	7.3	110	15	正模式

5-甲氧基-*N*,*N*-二异丙基色胺 LC-QQQ 提取离子色谱图叠图，见图 2-74。

5-甲氧基-*N*,*N*-二异丙基色胺 LC-QQQ 浓度校正曲线，见图 2-75。

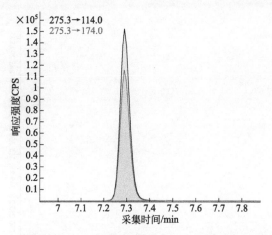

图 2-74　5-甲氧基-*N*,*N*-二异丙基色胺 LC-QQQ 提取离子色谱图叠图

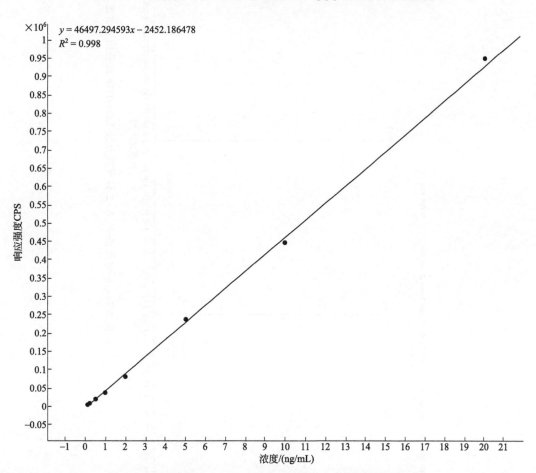

图 2-75　5-甲氧基-*N*,*N*-二异丙基色胺 LC-QQQ 浓度校正曲线

(4) LC-QTOF 高分辨谱图

5-甲氧基-*N*,*N*-二异丙基色胺 LC-QTOF 高分辨质谱图，见图 2-76。

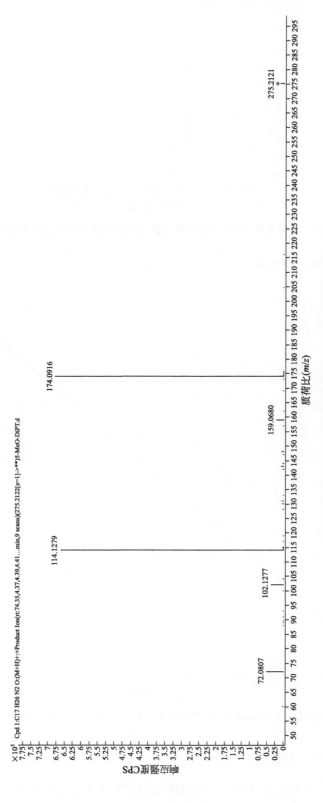

图 2-76　5-甲氧基-N,N-二异丙基色胺 LC-QTOF 高分辨质谱图

2.14　艾司唑仑（estazolam）

[中文名称] 艾司唑仑
[英文名称] 8-chloro-6-phenyl-4H-[1,2,4]triazolo[4,3-a][1,4]benzodiazepine
[CAS 号] 29975-16-4
[分子式] $C_{16}H_{11}ClN_4$
[分子量] 294.0672
[结构式]

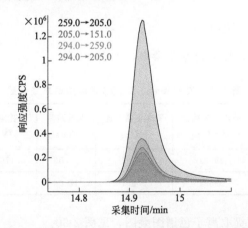

（1）GC-QQQ 离子对/谱图

艾司唑仑 GC-QQQ 串联质谱采集参数，见表 2-26。

表 2-26　艾司唑仑 GC-QQQ 串联质谱采集参数

化合物名称	母离子质荷比（m/z）	子离子质荷比（m/z）	保留时间/min	碰撞能量/eV
艾司唑仑	259	205	14.93	15
艾司唑仑	205	151	14.93	35
艾司唑仑	294	259	14.93	5
艾司唑仑	294	205	14.93	25

艾司唑仑 GC-QQQ 提取离子色谱图叠图，见图 2-77。
艾司唑仑 GC-QQQ 浓度校正曲线，见图 2-78。

图 2-77　艾司唑仑 GC-QQQ 提取离子色谱图叠图

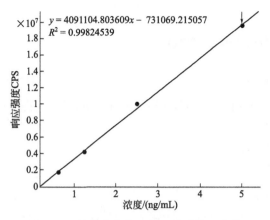

图 2-78　艾司唑仑 GC-QQQ 浓度校正曲线

（2）GC-QTOF 高分辨谱图

艾司唑仑 GC-QTOF 高分辨质谱图，见图 2-79。

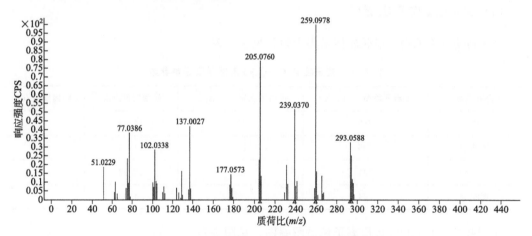

图 2-79　艾司唑仑 GC-QTOF 高分辨质谱图

（3）LC-QQQ 离子对/谱图

艾司唑仑 LC-QQQ 串联质谱采集参数，见表 2-27。

表 2-27　艾司唑仑 LC-QQQ 串联质谱采集参数

化合物名称	母离子质荷比 （m/z）	子离子质荷比 （m/z）	保留时间 /min	锥孔电压 /V	碰撞能量 /eV	采集模式
艾司唑仑	295.1	267.1	12.06	170	25	正模式
艾司唑仑	295.1	205.1	12.06	170	45	正模式

艾司唑仑 LC-QQQ 提取离子色谱图叠图，见图 2-80。
艾司唑仑 LC-QQQ 浓度校正曲线，见图 2-81。

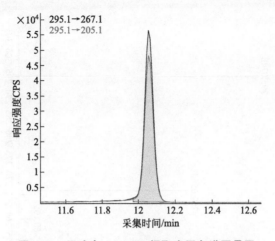

图 2-80　司唑仑 LC-QQQ 提取离子色谱图叠图

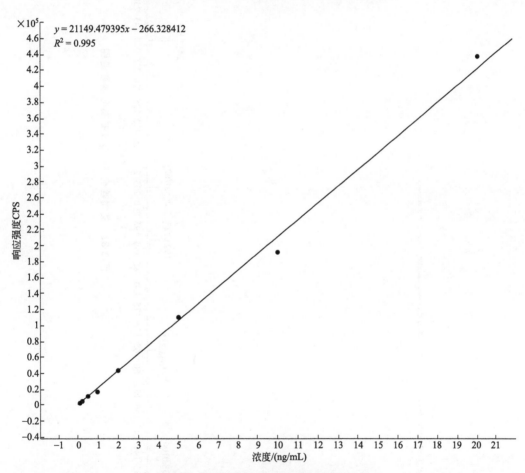

图 2-81　艾司唑仑 LC-QQQ 浓度校正曲线

（4）LC-QTOF 高分辨谱图

艾司唑仑 LC-QTOF 高分辨质谱图，见图 2-82。

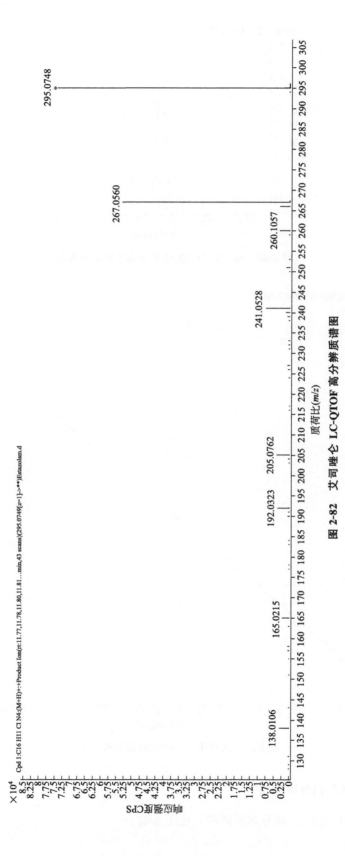

图 2-82 艾司唑仑 LC-QTOF 高分辨质谱图

2.15　芬太尼（fentanyl）

［中文名称］芬太尼

［英文名称］*N*-phenyl-*N*-［1-(2-phenylethyl)-4-piperidinyl］propanamide

［CAS 号］437-38-7

［分子式］$C_{22}H_{28}N_2O$

［分子量］336.2202

［结构式］

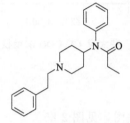

（1）GC-QQQ 离子对/谱图

芬太尼 GC-QQQ 串联质谱采集参数，见表 2-28。

表 2-28　芬太尼 GC-QQQ 串联质谱采集参数

化合物名称	母离子质荷比（m/z）	子离子质荷比（m/z）	保留时间/min	碰撞能量/eV
芬太尼	245	146	13.37	20
芬太尼	245	189	13.37	10
芬太尼	146	131	13.37	15
芬太尼	146	130	13.37	30
芬太尼	146	118	13.37	15

芬太尼 GC-QQQ 提取离子色谱图叠图，见图 2-83。

芬太尼 GC-QQQ 浓度校正曲线，见图 2-84。

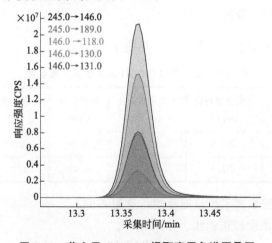

图 2-83　芬太尼 GC-QQQ 提取离子色谱图叠图

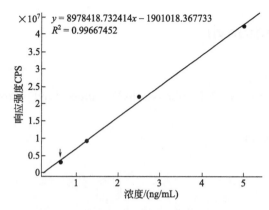

图 2-84　芬太尼 GC-QQQ 浓度校正曲线

(2) GC-QTOF 高分辨谱图

芬太尼 GC-QTOF 高分辨质谱图，见图 2-85。

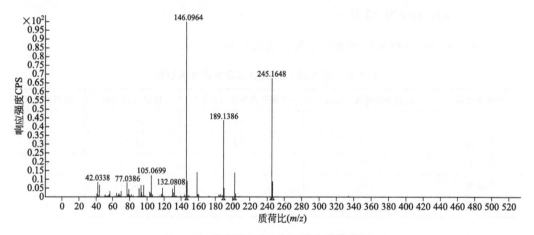

图 2-85　芬太尼 GC-QTOF 高分辨质谱图

(3) LC-QQQ 离子对/谱图

芬太尼 LC-QQQ 串联质谱采集参数，见表 2-29。

表 2-29　芬太尼 LC-QQQ 串联质谱采集参数

化合物名称	母离子质荷比（m/z）	子离子质荷比（m/z）	保留时间 /min	锥孔电压 /V	碰撞能量 /eV	采集模式
芬太尼	337.3	188.1	9.49	130	25	正模式
芬太尼	337.3	105.2	9.49	130	45	正模式

芬太尼 LC-QQQ 提取离子色谱图叠图，见图 2-86。

芬太尼 LC-QQQ 浓度校正曲线，见图 2-87。

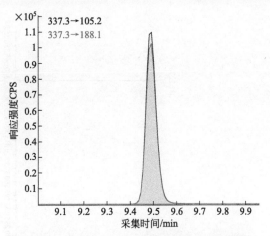

图 2-86　芬太尼 LC-QQQ 提取离子色谱图叠图

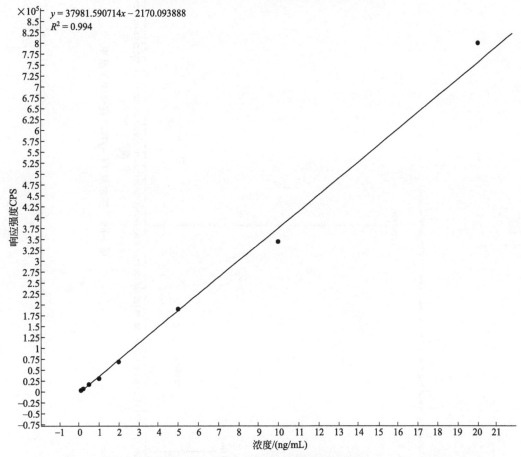

图 2-87　芬太尼 LC-QQQ 浓度校正曲线

（4）LC-QTOF 高分辨谱图

芬太尼 LC-QTOF 高分辨质谱图，见图 2-88。

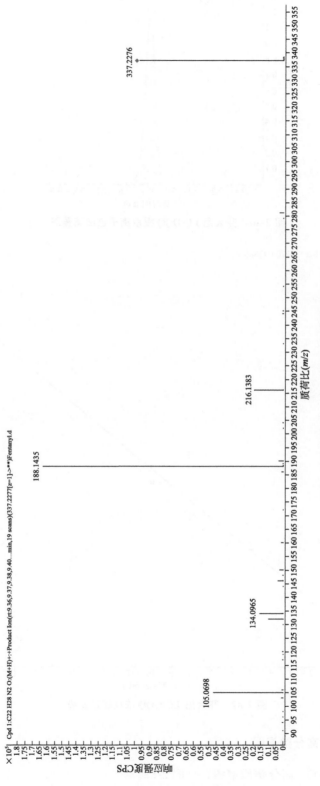

图 2-88 芬太尼 LC-QTOF 高分辨质谱图

2.16　海洛因 (heroin)

[中文名称] 海洛因

[英文名称] 7,8-didehydro-4,5-epoxy-17-methylmorphinan-3,6-diyl diacetate

[CAS 号] 561-27-3

[分子式] $C_{21}H_{23}NO_5$

[分子量] 369.1576

[结构式]

(1) GC-QQQ 离子对/谱图

海洛因 GC-QQQ 串联质谱采集参数，见表 2-30。

表 2-30　海洛因 GC-QQQ 串联质谱采集参数

化合物名称	母离子质荷比 (m/z)	子离子质荷比 (m/z)	保留时间/min	碰撞能量/eV
海洛因	327	215	12.922	10
海洛因	310	268	12.922	15
海洛因	369	327	12.922	5
海洛因	327	268	12.922	10

海洛因 GC-QQQ 提取离子色谱图叠图，见图 2-89。

海洛因 GC-QQQ 浓度校正曲线，见图 2-90。

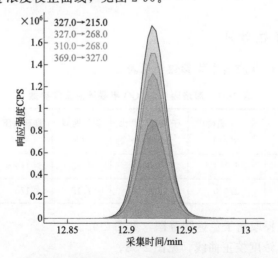

图 2-89　海洛因 GC-QQQ 提取离子色谱图叠图

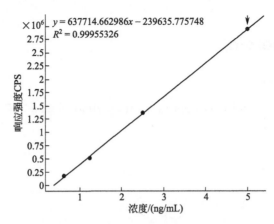

图 2-90　海洛因 GC-QQQ 浓度校正曲线

（2）GC-QTOF 高分辨谱图

海洛因 GC-QTOF 高分辨质谱图，见图 2-91。

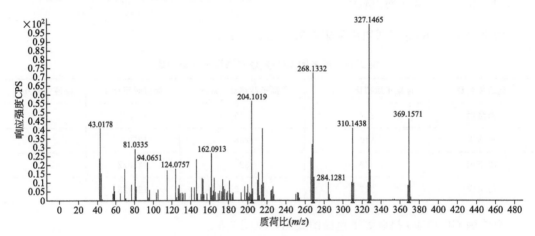

图 2-91　海洛因 GC-QTOF 高分辨质谱图

（3）LC-QQQ 离子对/谱图

海洛因 LC-QQQ 串联质谱采集参数，见表 2-31。

表 2-31　海洛因 LC-QQQ 串联质谱采集参数

化合物名称	母离子质荷比 （m/z）	子离子质荷比 （m/z）	保留时间 /min	锥孔电压 /V	碰撞能量 /eV	采集模式
海洛因	370.3	328.2	7.15	170	30	正模式
海洛因	370.3	268.3	7.15	170	30	正模式

海洛因 LC-QQQ 提取离子色谱图叠图，见图 2-92。

海洛因 LC-QQQ 浓度校正曲线，见图 2-93。

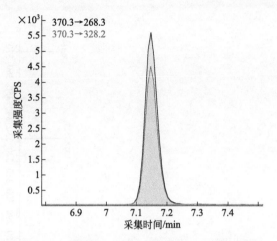

图 2-92　海洛因 LC-QQQ 提取离子色谱图叠图

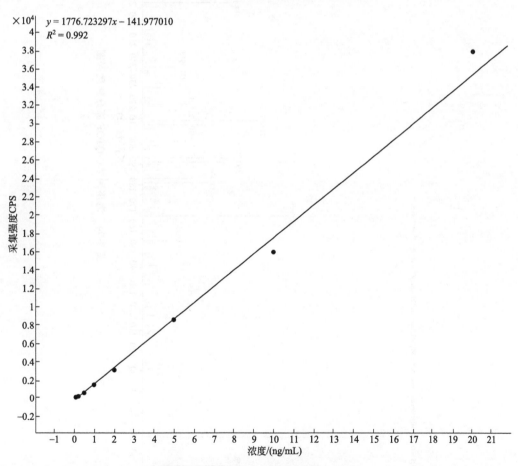

图 2-93　海洛因 LC-QQQ 浓度校正曲线

(4) LC-QTOF 高分辨谱图

海洛因 LC-QTOF 高分辨质谱图，见图 2-94。

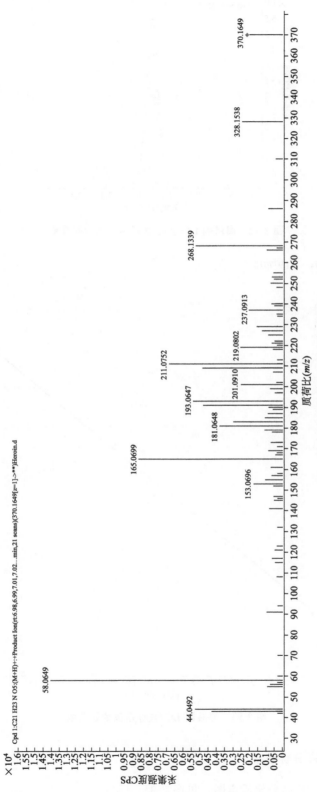

图 2-94 海洛因 LC-QTOF 高分辨质谱图

2.17 1-丁基-3-(1-萘甲酰基)吲哚 (JWH073)

[中文名称] 1-丁基-3-(1-萘甲酰基)吲哚

[英文名称] (1-butyl-1H-indol-3-yl)(1-naphthyl)methanone

[CAS 号] 208987-48-8

[分子式] $C_{23}H_{21}NO$

[分子量] 327.1623

[结构式]

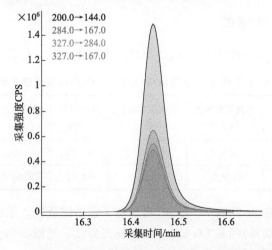

(1) GC-QQQ 离子对/谱图

1-丁基-3-(1-萘甲酰基)吲哚 GC-QQQ 串联质谱采集参数，见表 2-32。

表 2-32 1-丁基-3-(1-萘甲酰基)吲哚 GC-QQQ 串联质谱采集参数

化合物名称	母离子质荷比 （m/z）	子离子质荷比 （m/z）	保留时间/min	碰撞能量/eV
1-丁基-3-(1-萘甲酰基)吲哚	327	284	16.458	15
1-丁基-3-(1-萘甲酰基)吲哚	200	144	16.458	15
1-丁基-3-(1-萘甲酰基)吲哚	284	167	16.458	15
1-丁基-3-(1-萘甲酰基)吲哚	327	167	16.458	30

1-丁基-3-(1-萘甲酰基)吲哚 GC-QQQ 提取离子色谱图叠图，见图 2-95。

1-丁基-3-(1-萘甲酰基)吲哚 GC-QQQ 浓度校正曲线，见图 2-96。

图 2-95 1-丁基-3-(1-萘甲酰基)吲哚 GC-QQQ 提取离子色谱图叠图

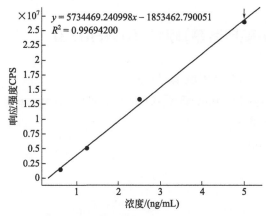

图 2-96　1-丁基-3-(1-萘甲酰基)吲哚 GC-QQQ 浓度校正曲线

(2) GC-QTOF 高分辨谱图

1-丁基-3-(1-萘甲酰基)吲哚 GC-QTOF 高分辨质谱图，见图 2-97。

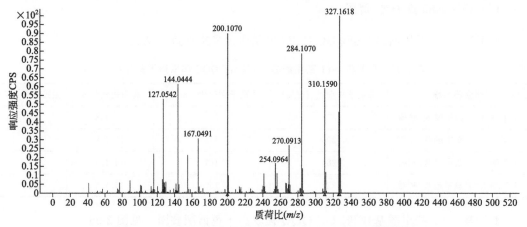

图 2-97　1-丁基-3-(1-萘甲酰基)吲哚 GC-QTOF 高分辨质谱图

(3) LC-QQQ 离子对/谱图

1-丁基-3-(1-萘甲酰基)吲哚 LC-QQQ 串联质谱采集参数，见表 2-33。

表 2-33　1-丁基-3-(1-萘甲酰基)吲哚 LC-QQQ 串联质谱采集参数

化合物名称	母离子质荷比 (m/z)	子离子质荷比 (m/z)	保留时间 /min	锥孔电压 /V	碰撞能量 /eV	采集模式
1-丁基-3-(1-萘甲酰基)吲哚	328.3	155	14.71	150	25	正模式
1-丁基-3-(1-萘甲酰基)吲哚	328.3	127	14.71	150	55	正模式

1-丁基-3-(1-萘甲酰基)吲哚 LC-QQQ 提取离子色谱图叠图，见图 2-98。

1-丁基-3-(1-萘甲酰基)吲哚 LC-QQQ 浓度校正曲线，见图 2-99。

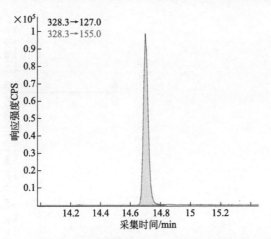

图 2-98　1-丁基-3-(1-萘甲酰基)吲哚 LC-QQQ 提取离子色谱图叠图

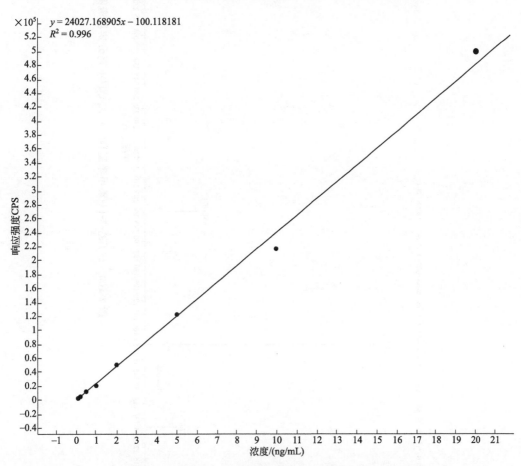

图 2-99　1-丁基-3-(1-萘甲酰基)吲哚 LC-QQQ 浓度校正曲线

(4) LC-QTOF 高分辨谱图

1-丁基-3-(1-萘甲酰基)吲哚 LC-QTOF 高分辨质谱图，见图 2-100。

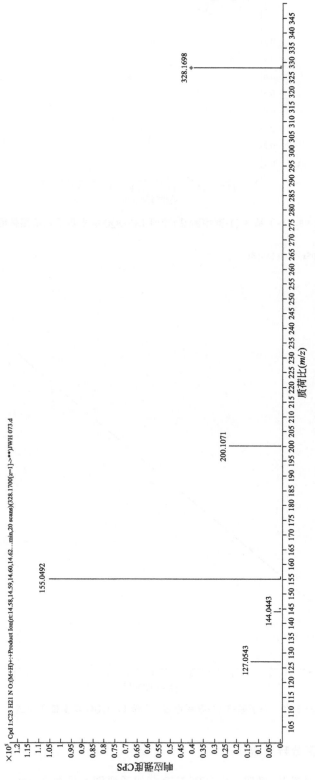

图 2-100 1-丁基-3-(1-萘甲酰基)吲哚 LC-QTOF 高分辨质谱图

2.18 (4-甲基-1-萘基)(1-戊基-1H-吲哚-3-基)甲酮(JWH-122)

[中文名称] (4-甲基-1-萘基)(1-戊基-1H-吲哚-3-基)甲酮

[英文名称] (4-methyl-1-naphthyl)(1-pentyl-1H-indol-3-yl)methanone

[CAS 号] 619294-47-2

[分子式] $C_{25}H_{25}NO$

[分子量] 355.1936

[结构式]

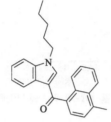

(1) GC-QTOF 高分辨谱图

(4-甲基-1-萘基)(1-戊基-1H-吲哚-3-基)甲酮 GC-QTOF 高分辨质谱图，见图 2-101。

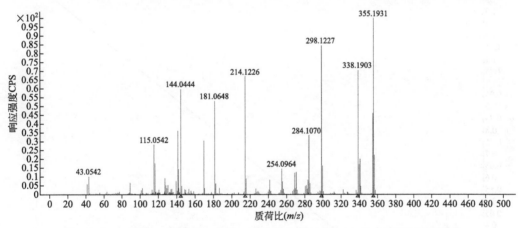

图 2-101　(4-甲基-1-萘基)(1-戊基-1H-吲哚-3-基)甲酮 GC-QTOF 高分辨质谱图

(2) LC-QQQ 离子对/谱图

(4-甲基-1-萘基)(1-戊基-1H-吲哚-3-基)甲酮 LC-QQQ 串联质谱采集参数，见表 2-34。

表 2-34　(4-甲基-1-萘基)(1-戊基-1H-吲哚-3-基)甲酮 LC-QQQ 串联质谱采集参数

化合物名称	母离子质荷比 (m/z)	子离子质荷比 (m/z)	保留时间 /min	锥孔电压 /V	碰撞能量 /eV	采集模式
(4-甲基-1-萘基)(1-戊基-1H-吲哚-3-基)甲酮	356.2	214.2	15.12	170	25	正模式
(4-甲基-1-萘基)(1-戊基-1H-吲哚-3-基)甲酮	356.2	169.1	15.12	170	30	正模式

(4-甲基-1-萘基)(1-戊基-1*H*-吲哚-3-基)甲酮 LC-**QQQ** 提取离子色谱图叠图,见图 2-102。

(4-甲基-1-萘基)(1-戊基-1*H*-吲哚-3-基)甲酮 LC-**QQQ** 浓度校正曲线,见图 2-103。

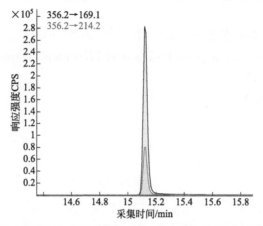

图 2-102　(4-甲基-1-萘基)(1-戊基-1*H*-吲哚-3-基)甲酮 LC-QQQ 提取离子色谱图叠图

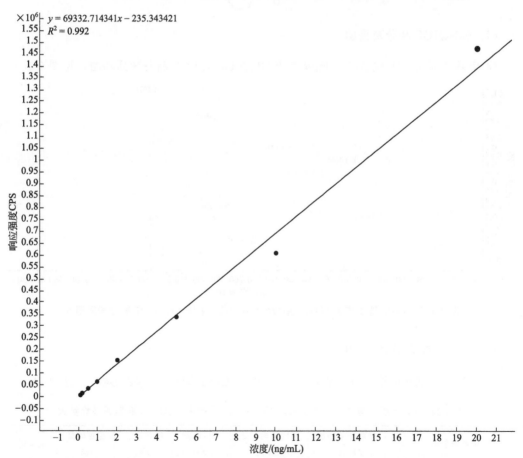

图 2-103　(4-甲基-1-萘基)(1-戊基-1*H*-吲哚-3-基)甲酮 LC-QQQ 浓度校正曲线

(3) LC-QTOF 高分辨谱图

(4-甲基-1-萘基)(1-戊基-1*H*-吲哚-3-基)甲酮 LC-QTOF 高分辨质谱图,见图 2-104。

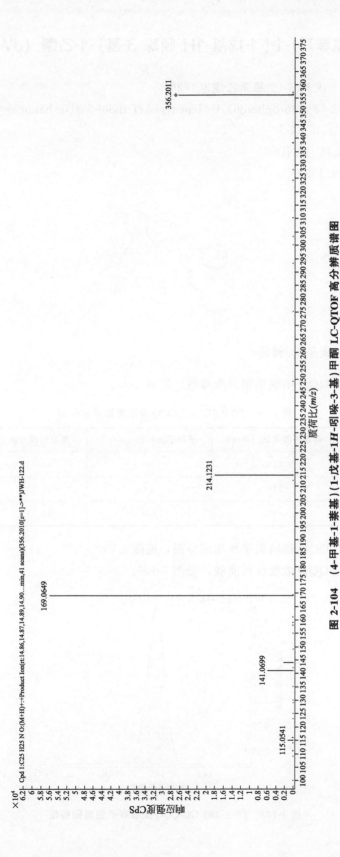

图 2-104　(4-甲基-1-萘基)(1-戊基-1*H*-吲哚-3-基)甲酮 LC-QTOF 高分辨质谱图

2.19 2-(2-氯苯基)-1-(-1-戊基-1H-吲哚-3-基) -1-乙酮 （JWH-203）

［中文名称］ 1-戊基-3-(2-氯苯乙酰基)吲哚

［英文名称］ 2-(2-chlorophenyl)-1-(1-pentyl-1H-indol-3-yl)ethanone

［CAS 号］ 864445-54-5

［分子式］ $C_{21}H_{22}ClNO$

［分子量］ 339.1390

［结构式］

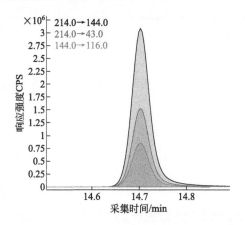

（1）GC-QQQ 离子对/谱图

JWH-203 GC-QQQ 串联质谱采集参数，见表 2-35。

表 2-35　JWH-203 GC-QQQ 串联质谱采集参数

化合物名称	母离子质荷比（m/z）	子离子质荷比（m/z）	保留时间/min	碰撞能量/eV
JWH-203	214	144	14.71	15
JWH-203	214	43	14.71	25
JWH-203	144	116	14.71	15

JWH-203 GC-QQQ 提取离子色谱图叠图，见图 2-105。

JWH-203 GC-QQQ 浓度校正曲线，见图 2-106。

图 2-105　JWH-203 GC-QQQ 提取离子色谱图叠图

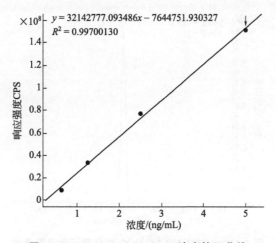

图 2-106　JWH-203 GC-QQQ 浓度校正曲线

(2) GC-QTOF 高分辨谱图

JWH-203 GC-QTOF 高分辨质谱图，见图 2-107。

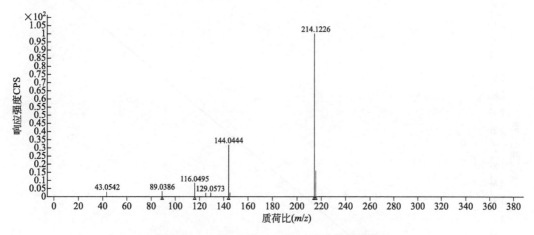

图 2-107　JWH-203 GC-QTOF 高分辨质谱图

(3) LC-QQQ 离子对/谱图

JWH-203 LC-QQQ 串联质谱采集参数，见表 2-36。

表 2-36　JWH-203 LC-QQQ 串联质谱采集参数

化合物名称	母离子质荷比（m/z）	子离子质荷比（m/z）	保留时间/min	锥孔电压/V	碰撞能量/eV	采集模式
JWH-203	340.2	214.1	14.84	150	30	正模式
JWH-203	340.2	125.1	14.84	150	35	正模式

JWH-203 LC-QQQ 提取离子色谱图叠图，见图 2-108。

JWH-203 LC-QQQ 浓度校正曲线，见图 2-109。

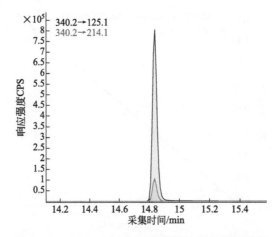

图 2-108　JWH-203 LC-QQQ 提取离子色谱图叠图

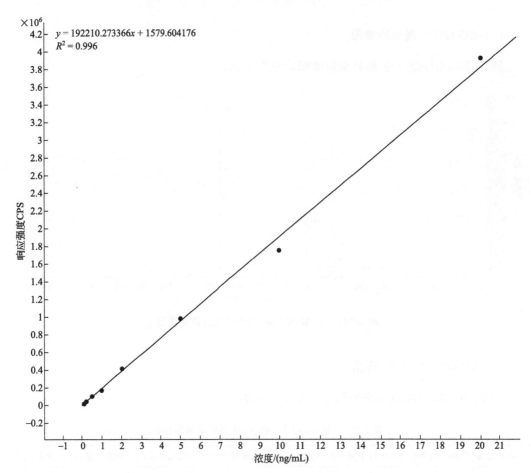

图 2-109　JWH-203 LC-QQQ 浓度校正曲线

(4) LC-QTOF 高分辨谱图

JWH-203 LC-QTOF 高分辨质谱图，见图 2-110。

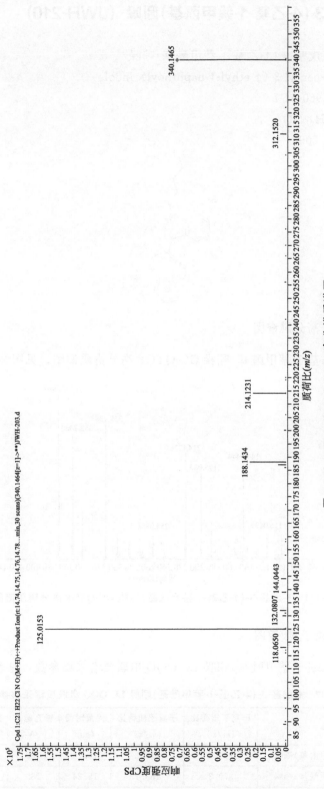

图 2-110　JWH-203 LC-QTOF 高分辨质谱图

2.20　1-戊基-3-(4-乙基-1-萘甲酰基)吲哚（JWH-210)

[中文名称] 1-戊基-3-(4-乙基-1-萘甲酰基)吲哚

[英文名称] 1-pentyl-3-(4-ethyl-1-naphthoyl) indole

[CAS 号] 824960-64-7

[分子式] $C_{26}H_{27}NO$

[分子量] 369.2093

[结构式]

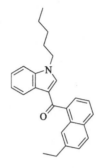

（1）GC-QTOF 高分辨谱图

1-戊基-3-(4-乙基-1-萘甲酰基)吲哚 GC-QTOF 高分辨质谱图，见图 2-111。

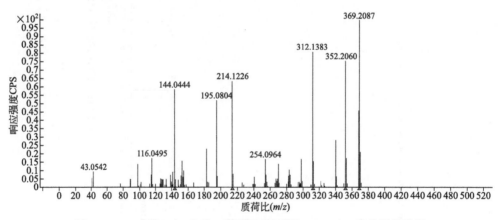

图 2-111　1-戊基-3-(4-乙基-1-萘甲酰基)吲哚 GC-QTOF 高分辨质谱图

（2）LC-QQQ 离子对/谱图

1-戊基-3-(4-乙基-1-萘甲酰基)吲哚 LC-QQQ 串联质谱采集参数，见表 2-37。

表 2-37　1-戊基-3-(4-乙基-1-萘甲酰基)吲哚 LC-QQQ 串联质谱采集参数

化合物名称	母离子质荷比（m/z）	子离子质荷比（m/z）	保留时间/min	锥孔电压/V	碰撞能量/eV	采集模式
1-戊基-3-(4-乙基-1-萘甲酰基)吲哚	370.3	214.2	15.24	180	30	正模式
1-戊基-3-(4-乙基-1-萘甲酰基)吲哚	370.3	183.1	15.24	180	30	正模式

1-戊基-3-(4-乙基-1-萘甲酰基)吲哚 LC-QQQ 提取离子色谱图叠图，见图 2-112。

1-戊基-3-(4-乙基-1-萘甲酰基)吲哚 LC-QQQ 浓度校正曲线，见图 2-113。

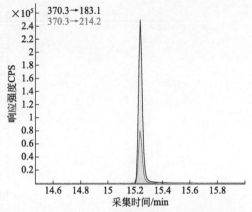

图 2-112　1-戊基-3-(4-乙基-1-萘甲酰基)吲哚 LC-QQQ 提取离子色谱图叠图

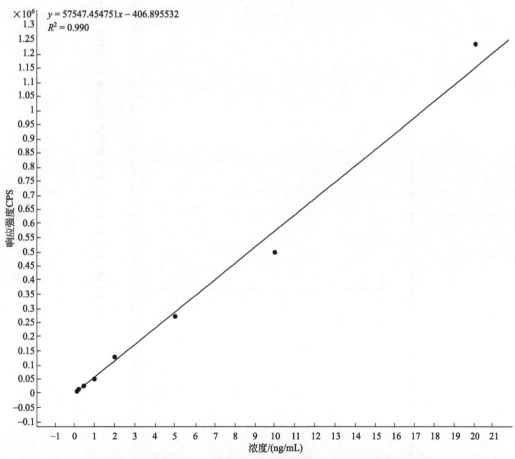

图 2-113　1-戊基-3-(4-乙基-1-萘甲酰基)吲哚 LC-QQQ 浓度校正曲线

(3) LC-QTOF 高分辨谱图

1-戊基-3-(4-乙基-1-萘甲酰基)吲哚 LC-QTOF 高分辨质谱图，见图 2-114。

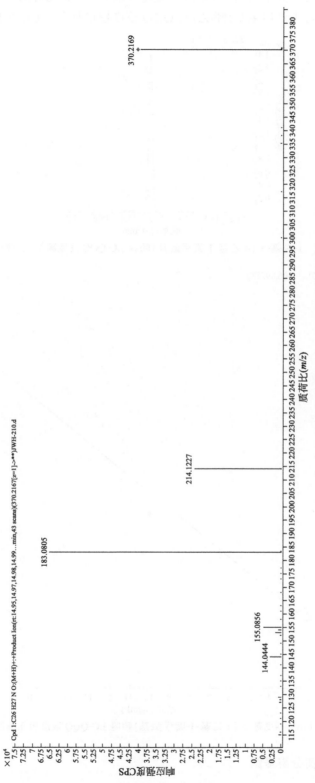

图 2-114 1-戊基-3-(4-乙基-1-萘甲酰基)吲哚 LC-QTOF 高分辨质谱图

2.21　氯胺酮（ketamine）

［中文名称］氯胺酮

［英文名称］2-(2-chlorophenyl)-2-(methylamino)cyclohexanone

［CAS 号］6740-88-1

［分子式］$C_{13}H_{16}ClNO$

［分子量］237.0920

［结构式］

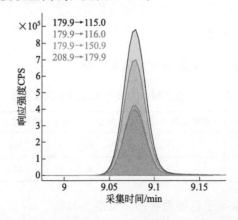

(1) GC-QQQ 离子对/谱图

氯胺酮 GC-QQQ 串联质谱采集参数，见表 2-38。

表 2-38　氯胺酮 GC-QQQ 串联质谱采集参数

化合物名称	母离子质荷比（m/z）	子离子质荷比（m/z）	保留时间/min	碰撞能量/eV
氯胺酮	179.9	115	9.079	40
氯胺酮	179.9	116	9.079	25
氯胺酮	208.9	179.9	9.079	10
氯胺酮	179.9	150.9	9.079	10

氯胺酮 GC-QQQ 提取离子色谱图叠图，见图 2-115。

氯胺酮 GC-QQQ 浓度校正曲线，见图 2-116。

图 2-115　氯胺酮 GC-QQQ 提取离子色谱图叠图

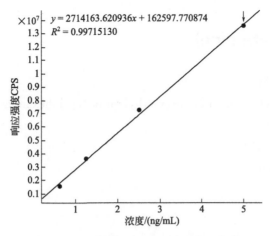

图 2-116　氯胺酮 GC-QQQ 浓度校正曲线

（2）GC-QTOF 高分辨谱图

氯胺酮 GC-QTOF 高分辨质谱图，见图 2-117。

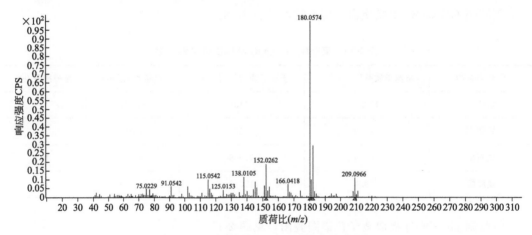

图 2-117　氯胺酮 GC-QTOF 高分辨质谱图

（3）LC-QQQ 离子对/谱图

氯胺酮 LC-QQQ 串联质谱采集参数，见表 2-39。

表 2-39　氯胺酮 LC-QQQ 串联质谱采集参数

化合物名称	母离子质荷比（m/z）	子离子质荷比（m/z）	保留时间/min	锥孔电压/V	碰撞能量/eV	采集模式
氯胺酮	238	179	6.5	100	20	正模式
氯胺酮	238	125	6.5	100	35	正模式

氯胺酮 LC-QQQ 提取离子色谱图叠图，见图 2-118。

氯胺酮 LC-QQQ 浓度校正曲线，见图 2-119。

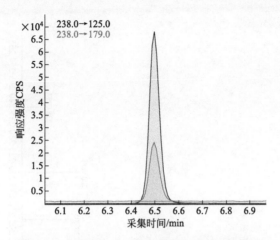

图 2-118　氯胺酮 LC-QQQ 提取离子色谱图叠图

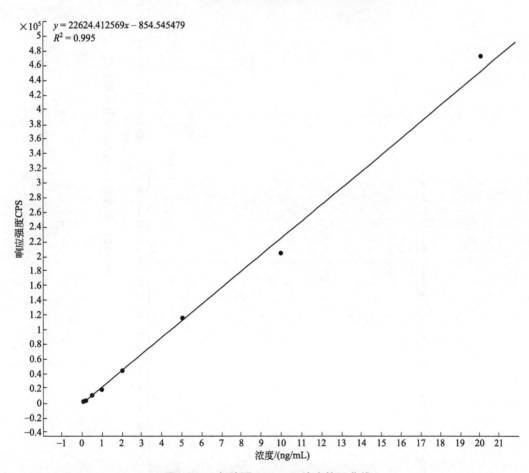

图 2-119　氯胺酮 LC-QQQ 浓度校正曲线

(4) LC-QTOF 高分辨谱图

氯胺酮 LC-QTOF 高分辨质谱图，见图 2-120。

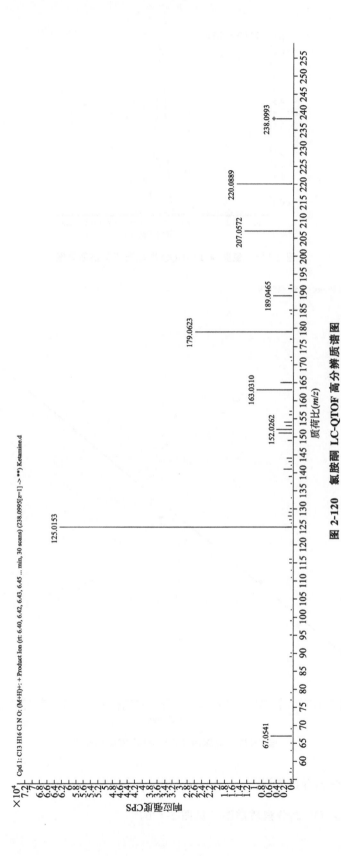

图 2-120　氯胺酮 LC-QTOF 高分辨质谱图

2.22　麦角乙二胺（LSD）

[中文名称] 麦角乙二胺
[英文名称] (8β)-N,N-diethyl-6-methyl-9,10-didehydroergoline-8-carboxamide
[CAS 号] 50-37-3
[分子式] $C_{20}H_{25}N_3O$
[分子量] 323.1998
[结构式]

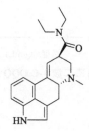

(1) GC-QQQ 离子对/谱图

麦角乙二胺 GC-QQQ 串联质谱采集参数，见表 2-40。

表 2-40　麦角乙二胺 GC-QQQ 串联质谱采集参数

化合物名称	母离子质荷比（m/z）	子离子质荷比（m/z）	保留时间/min	碰撞能量/eV
麦角乙二胺	221	205	17.673	20
麦角乙二胺	221	220	17.673	20
麦角乙二胺	323	181	17.673	20
麦角乙二胺	323	196	17.673	10

麦角乙二胺 GC-QQQ 提取离子色谱图叠图，见图 2-121。

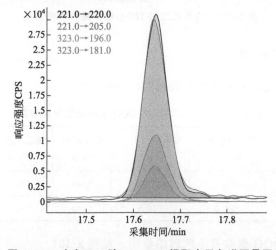

图 2-121　麦角乙二胺 GC-QQQ 提取离子色谱图叠图

麦角乙二胺 GC-QQQ 浓度校正曲线，见图 2-122。

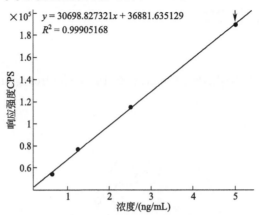

图 2-122　麦角乙二胺 GC-QQQ 浓度校正曲线

（2）GC-QTOF 高分辨谱图

麦角乙二胺 GC-QTOF 高分辨质谱图，见图 2-123。

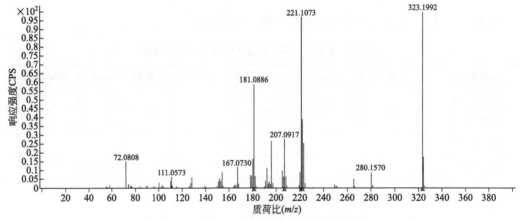

图 2-123　麦角乙二胺 GC-QTOF 高分辨质谱图

（3）LC-QQQ 离子对/谱图

麦角乙二胺 LC-QQQ 串联质谱采集参数，见表 2-41。

表 2-41　麦角乙二胺 LC-QQQ 串联质谱采集参数

化合物名称	母离子质荷比 （m/z）	子离子质荷比 （m/z）	保留时间 /min	锥孔电压 /V	碰撞能量 /eV	采集模式
麦角乙二胺	324.3	223.1	8.43	135	25	正模式
麦角乙二胺	324.3	208.1	8.43	135	35	正模式

麦角乙二胺 LC-QQQ 提取离子色谱图叠图，见图 2-124。

麦角乙二胺 LC-QQQ 浓度校正曲线，见图 2-125。

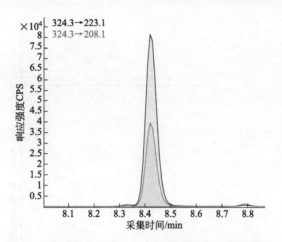

图 2-124　麦角乙二胺 LC-QQQ 提取离子色谱图叠图

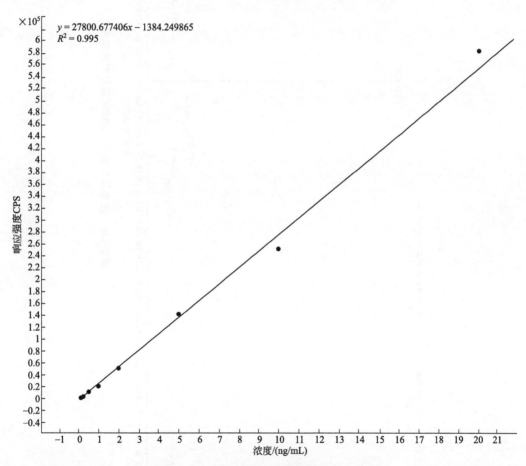

图 2-125　麦角乙二胺 LC-QQQ 浓度校正曲线

(4) LC-QTOF 高分辨谱图

麦角乙二胺 LC-QTOF 高分辨质谱图，见图 2-126。

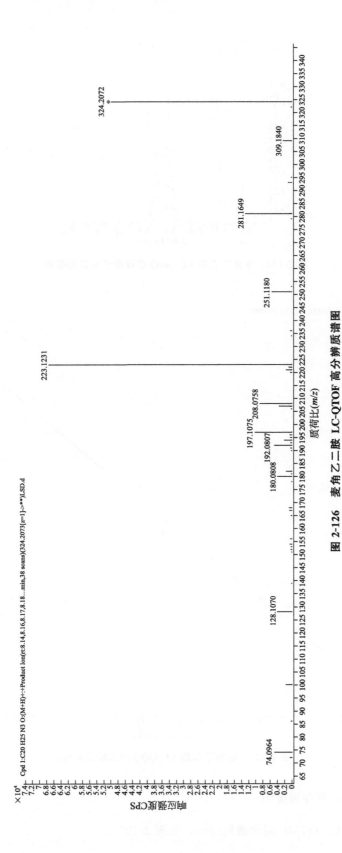

图 2-126 麦角乙二胺 LC-QTOF 高分辨质谱图

2.23　脱氧麻黄碱[(R)-(−)-methylamphetamine]

[中文名称] 脱氧麻黄碱

[英文名称] (−)-2-[methylamino]-1-phenylpropane

[CAS 号] 33817-09-3

[分子式] $C_{10}H_{15}N$

[分子量] 149.1204

[结构式]

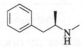

(1) GC-QQQ 离子对/谱图

脱氧麻黄碱 GC-QQQ 串联质谱采集参数，见表 2-42。

表 2-42　脱氧麻黄碱 GC-QQQ 串联质谱采集参数

化合物名称	母离子质荷比（m/z）	子离子质荷比（m/z）	保留时间/min	碰撞能量/eV
脱氧麻黄碱	58	43.1	4.597	15
脱氧麻黄碱	91	65	4.597	16
脱氧麻黄碱	58	56	4.597	12

脱氧麻黄碱 GC-QQQ 提取离子色谱图叠图，见图 2-127。

脱氧麻黄碱 GC-QQQ 浓度校正曲线，见图 2-128。

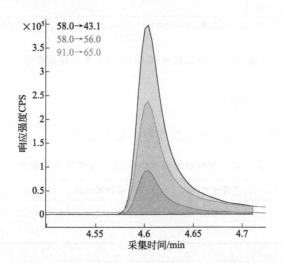

图 2-127　脱氧麻黄碱 GC-QQQ 提取离子色谱图叠图

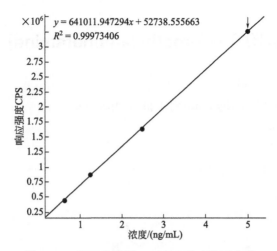

图 2-128　脱氧麻黄碱 GC-QQQ 浓度校正曲线

（2）GC-QTOF 高分辨谱图

脱氧麻黄碱 GC-QTOF 高分辨质谱图，见图 2-129。

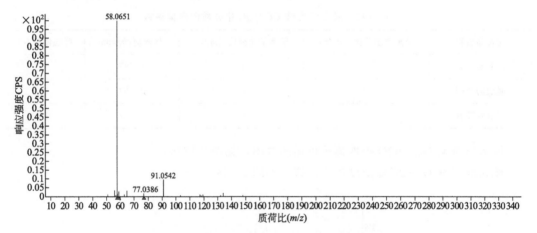

图 2-129　脱氧麻黄碱 GC-QTOF 高分辨质谱图

（3）LC-QQQ 离子对/谱图

脱氧麻黄碱 LC-QQQ 串联质谱采集参数，见表 2-43。

表 2-43　脱氧麻黄碱 LC-QQQ 串联质谱采集参数

化合物名称	母离子质荷比（m/z）	子离子质荷比（m/z）	保留时间/min	锥孔电压/V	碰撞能量/eV	采集模式
脱氧麻黄碱	150.2	119	4.68	80	10	正模式
脱氧麻黄碱	150.2	91	4.68	80	20	正模式

脱氧麻黄碱 LC-QQQ 提取离子色谱图叠图，见图 2-130。
脱氧麻黄碱 LC-QQQ 浓度校正曲线，见图 2-131。

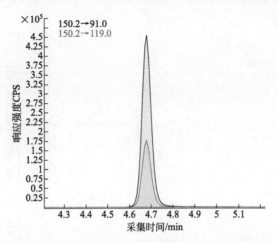

图 2-130　脱氧麻黄碱 LC-QQQ 提取离子色谱图叠图

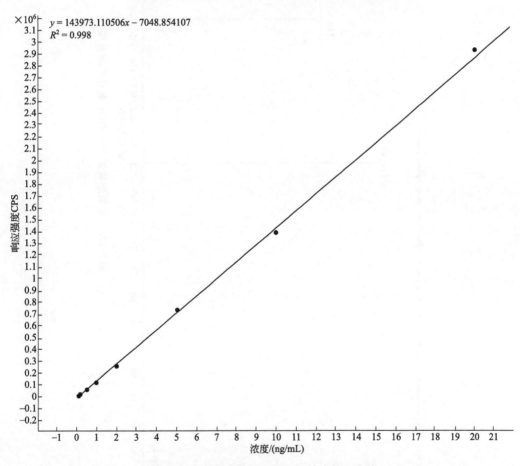

图 2-131　脱氧麻黄碱 LC-QQQ 浓度校正曲线

(4) LC-QTOF 高分辨谱图

脱氧麻黄碱 LC-QTOF 高分辨质谱图，见图 2-132。

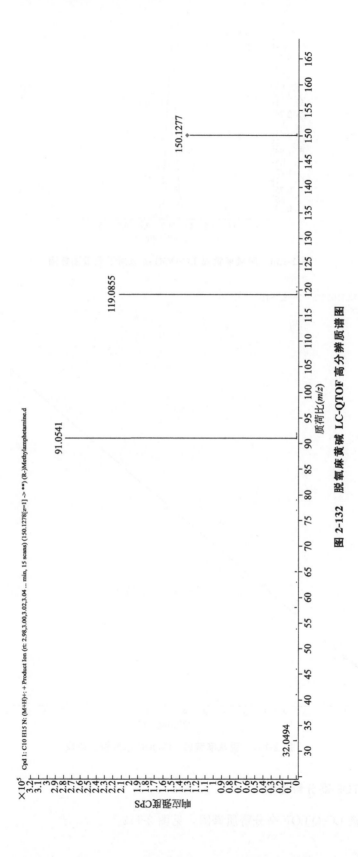

图 2-132　脱氧麻黄碱 LC-QTOF 高分辨质谱图

2.24　(S)-(+)-甲基苯丙胺[(S)-(+)-methylamphetamine]

［中文名称］(S)-(＋)-甲基苯丙胺

［英文名称］D-methamphetamine

［CAS 号］537-46-2

［分子式］$C_{10}H_{15}N$

［分子量］149.1204

［结构式］

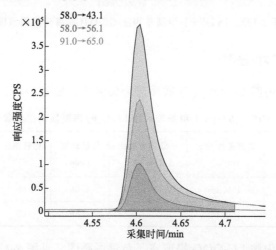

(1) GC-QQQ 离子对/谱图

(S)-(＋)-甲基苯丙胺 GC-QQQ 串联质谱采集参数，见表 2-44。

表 2-44　(S)-(＋)-甲基苯丙胺 GC-QQQ 串联质谱采集参数

化合物名称	母离子质荷比 (m/z)	子离子质荷比 (m/z)	保留时间 /min	碰撞能量 /eV
(S)-(＋)-甲基苯丙胺	58	43.1	4.597	15
(S)-(＋)-甲基苯丙胺	58	56.1	4.597	12
(S)-(＋)-甲基苯丙胺	91	65.0	4.597	15

(S)-(＋)-甲基苯丙胺 GC-QQQ 提取离子色谱图叠图，见图 2-133。

(S)-(＋)-甲基苯丙胺 GC-QQQ 浓度校正曲线，见图 2-134。

图 2-133　(S)-(＋)-甲基苯丙胺 GC-QQQ 提取离子色谱图叠图

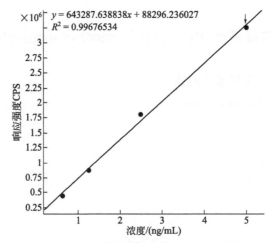

图 2-134 (*S*)-(＋)-甲基苯丙胺 **GC-QQQ** 浓度校正曲线

（2）GC-QTOF 高分辨谱图

(*S*)-(＋)-甲基苯丙胺 GC-QTOF 高分辨质谱图，见图 2-135。

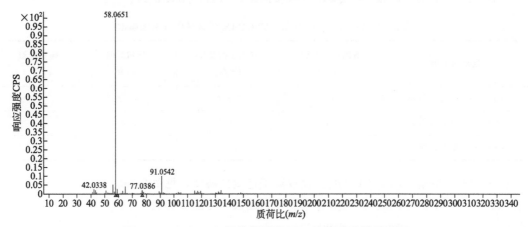

图 2-135 (*S*)-(＋)-甲基苯丙胺 **GC-QTOF** 高分辨质谱图

（3）LC-QQQ 离子对/谱图

(*S*)-(＋)-甲基苯丙胺 LC-QQQ 串联质谱采集参数，见表 2-45。

表 2-45 (*S*)-(＋)-甲基苯丙胺 **LC-QQQ** 串联质谱采集参数

化合物名称	母离子质荷比 （*m/z*）	子离子质荷比 （*m/z*）	保留时间 /min	锥孔电压 /V	碰撞能量 /eV	采集模式
(*S*)-(＋)-甲基苯丙胺	150.15	91	4.68	85	18	正模式
(*S*)-(＋)-甲基苯丙胺	150.15	119	4.68	85	11	正模式

(*S*)-(＋)-甲基苯丙胺 LC-QQQ 提取离子色谱图叠图，见图 2-136。

(*S*)-(＋)-甲基苯丙胺 LC-QQQ 浓度校正曲线，见图 2-137。

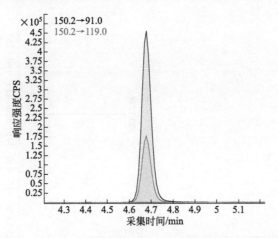

图 2-136　(*S*)-(＋)-甲基苯丙胺 LC-QQQ 提取离子色谱图叠图

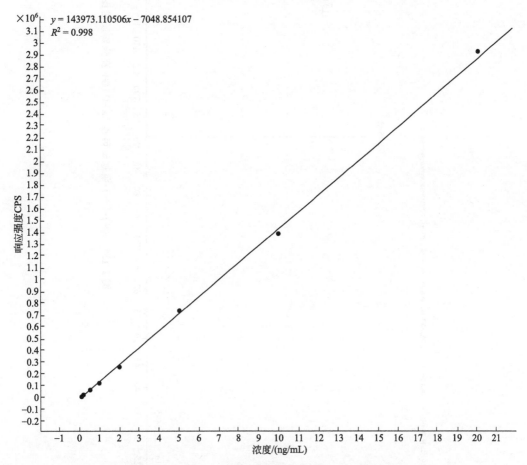

图 2-137　(*S*)-(＋)-甲基苯丙胺 LC-QQQ 浓度校正曲线

(4) LC-QTOF 高分辨谱图

(*S*)-(＋)-甲基苯丙胺 LC-QTOF 高分辨质谱图，见图 2-138。

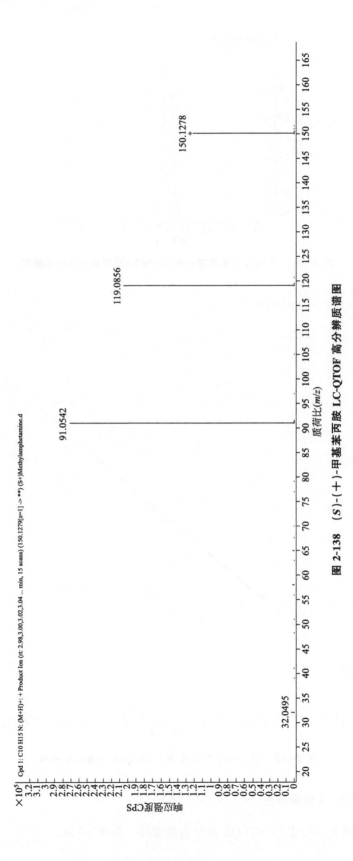

图 2-138 （*S*）-（＋）-甲基苯丙胺 LC-QTOF 高分辨质谱图

2.25　1-(3-氯苯基)哌嗪 (m-CPP)

[中文名称] 1-(3-氯苯基)哌嗪

[英文名称] *m*-chlorophenylpiperazine

[CAS 号] 6640-24-0

[分子式] $C_{10}H_{13}ClN_2$

[分子量] 196.0767

[结构式]

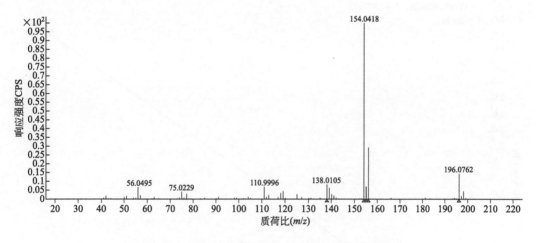

(1) GC-QTOF 高分辨谱图

1-(3-氯苯基)哌嗪 GC-QTOF 高分辨质谱图，见图 2-139。

图 2-139　1-(3-氯苯基)哌嗪 GC-QTOF 高分辨质谱图

(2) LC-QQQ 离子对/谱图

1-(3-氯苯基)哌嗪 LC-QQQ 串联质谱采集参数，见表 2-46。

表 2-46　1-(3-氯苯基)哌嗪 LC-QQQ 串联质谱采集参数

化合物名称	母离子质荷比 (*m/z*)	子离子质荷比 (*m/z*)	保留时间 /min	锥孔电压 /V	碰撞能量 /eV	采集模式
1-(3-氯苯基)哌嗪	197	154	6.72	120	20	正模式
1-(3-氯苯基)哌嗪	197	119	6.72	120	30	正模式

1-(3-氯苯基)哌嗪 LC-QQQ 提取离子色谱图叠图，见图 2-140。

1-(3-氯苯基)哌嗪 LC-QQQ 浓度校正曲线，见图 2-141。

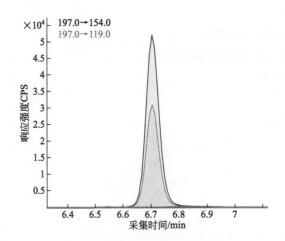

图 2-140   1-(3-氯苯基)哌嗪 LC-QQQ 提取离子色谱图叠图

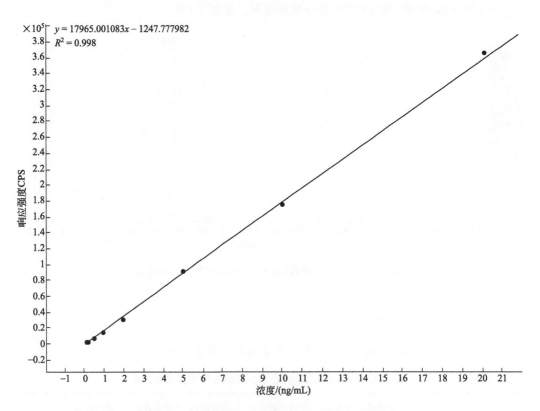

图 2-141   1-(3-氯苯基)哌嗪 LC-QQQ 浓度校正曲线

(3) LC-QTOF 高分辨谱图

1-(3-氯苯基)哌嗪 LC-QTOF 高分辨质谱图，见图 2-142。

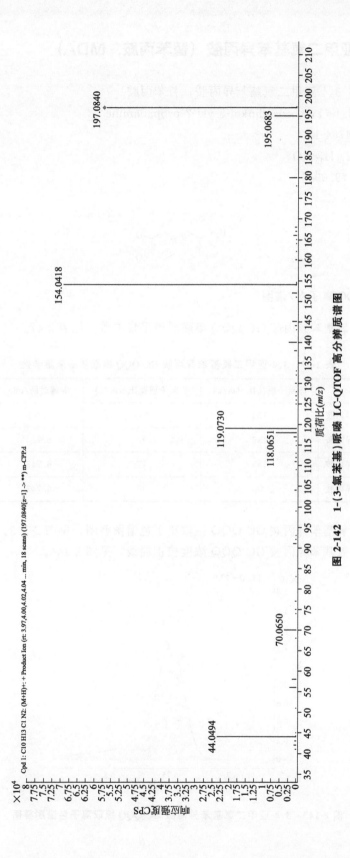

图 2-142　1-(3-氟苯基)哌嗪 LC-QTOF 高分辨质谱图

2.26 3,4-亚甲二氧基苯异丙胺（替苯丙胺，MDA）

［中文名称］3,4-亚甲二氧基苯异丙胺；替苯丙胺
［英文名称］1-(1,3-benzodioxol-5-yl)-2-propanamine
［CAS 号］4764-17-4
［分子式］$C_{10}H_{13}NO_2$
［分子量］179.0946
［结构式］

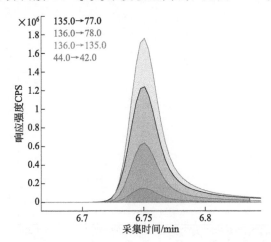

(1) GC-QQQ 离子对/谱图

3,4-亚甲二氧基苯异丙胺 GC-QQQ 串联质谱采集参数，见表 2-47。

表 2-47 3,4-亚甲二氧基苯异丙胺 GC-QQQ 串联质谱采集参数

化合物名称	母离子质荷比（m/z）	子离子质荷比（m/z）	保留时间/min	碰撞能量/eV
3,4-亚甲二氧基苯异丙胺	136	135	6.743	20
3,4-亚甲二氧基苯异丙胺	136	78	6.743	25
3,4-亚甲二氧基苯异丙胺	135	77	6.743	20
3,4-亚甲二氧基苯异丙胺	44	42	6.743	25

3,4-亚甲二氧基苯异丙胺 GC-QQQ 提取离子色谱图叠图，见图 2-143。

3,4-亚甲二氧基苯异丙胺 GC-QQQ 浓度校正曲线，见图 2-144。

图 2-143 3,4-亚甲二氧基苯异丙胺 GC-QQQ 提取离子色谱图叠图

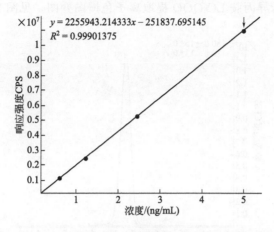

图 2-144　3,4-亚甲二氧基苯异丙胺 GC-QQQ 浓度校正曲线

（2）GC-QTOF 高分辨谱图

3,4-亚甲二氧基苯异丙胺 GC-QTOF 高分辨质谱图，见图 2-145。

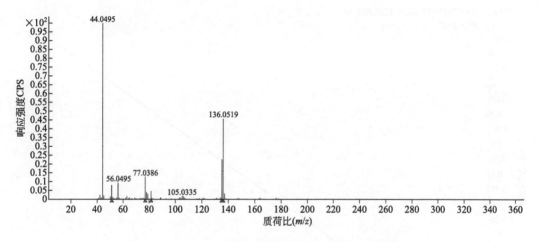

图 2-145　3,4-亚甲二氧基苯异丙胺 GC-QTOF 高分辨质谱图

（3）LC-QQQ 离子对/谱图

3,4-亚甲二氧基苯异丙胺 LC-QQQ 串联质谱采集参数，见表 2-48。

表 2-48　3,4-亚甲二氧基苯异丙胺 LC-QQQ 串联质谱采集参数

化合物名称	母离子质荷比（m/z）	子离子质荷比（m/z）	保留时间/min	锥孔电压/V	碰撞能量/eV	采集模式
3,4-亚甲二氧基苯异丙胺	180	163	4.76	75	10	正模式
3,4-亚甲二氧基苯异丙胺	180	135	4.76	75	20	正模式

3,4-亚甲二氧基苯异丙胺 LC-QQQ 提取离子色谱图叠图，见图 2-146。

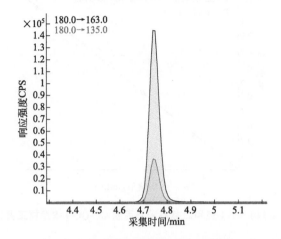

图 2-146　3,4-亚甲二氧基苯异丙胺 LC-QQQ 提取离子色谱图叠图

3,4-亚甲二氧基苯异丙胺 LC-QQQ 浓度校正曲线，见图 2-147。

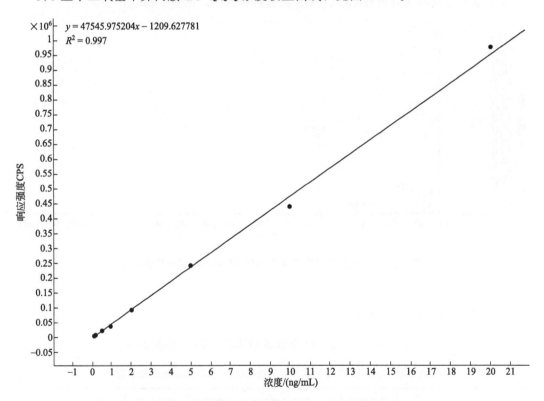

图 2-147　3,4-亚甲二氧基苯异丙胺 LC-QQQ 浓度校正曲线

(4) LC-QTOF 高分辨谱图

3,4-亚甲二氧基苯异丙胺 LC-QTOF 高分辨质谱图，见图 2-148。

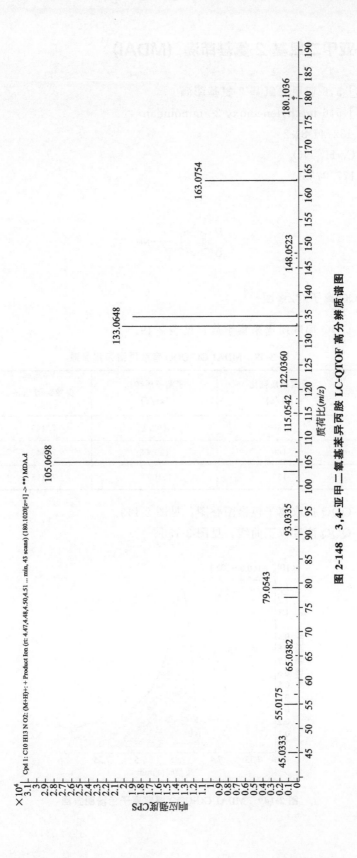

图 2-148　3,4-亚甲二氧基苯异丙胺 LC-QTOF 高分辨质谱图

2.27　5,6-亚甲二氧基-2-氨基茚满（MDAI）

［中文名称］5,6-亚甲二氧基-2-氨基茚满

［英文名称］5,6-methylenedioxy-2-aminoindan

［CAS 号］132741-81-2

［分子式］$C_{10}H_{11}NO_2$

［分子量］177.0789

［结构式］

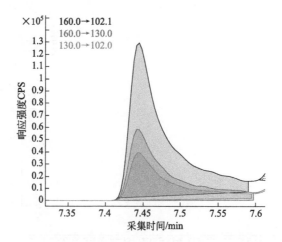

(1) GC-QQQ 离子对/谱图

MDAI GC-QQQ 串联质谱采集参数，见表 2-49。

表 2-49　MDAI GC-QQQ 串联质谱采集参数

化合物名称	母离子质荷比 （m/z）	子离子质荷比 （m/z）	保留时间/min	碰撞能量/eV
MDAI	160	102.1	7.445	25
MDAI	160	130.03	7.445	11
MDAI	130	102	7.445	9

MDAI GC-QQQ 提取离子色谱图叠图，见图 2-149。

MDAI GC-QQQ 浓度校正曲线，见图 2-150。

图 2-149　MDAI GC-QQQ 提取离子色谱图叠图

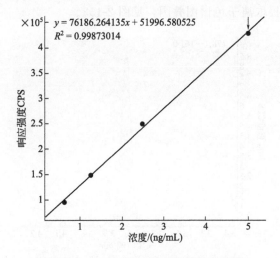

图 2-150　MDAI GC-QQQ 浓度校正曲线

(2) GC-QTOF 高分辨谱图

MDAI GC-QTOF 高分辨质谱图，见图 2-151。

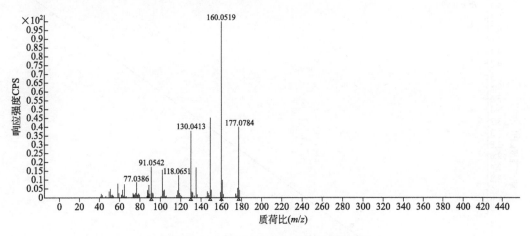

图 2-151　MDAI GC-QTOF 高分辨质谱图

(3) LC-QQQ 离子对/谱图

MDAI LC-QQQ 串联质谱采集参数，见表 2-50。

表 2-50　MDAI LC-QQQ 串联质谱采集参数

化合物名称	母离子质荷比 （m/z）	子离子质荷比 （m/z）	保留时间 /min	锥孔电压 /V	碰撞能量 /eV	采集模式
MDAI	178.1	161	3.83	80	10	正模式
MDAI	178.1	103	3.83	80	35	正模式

MDAI LC-QQQ 提取离子色谱图叠图，见图 2-152。

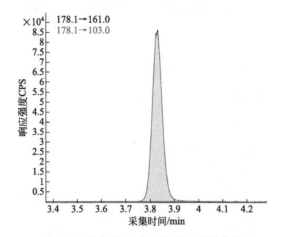

图 2-152 MDAI LC-QQQ 提取离子色谱图叠图

MDAI LC-QQQ 浓度校正曲线，见图 2-153。

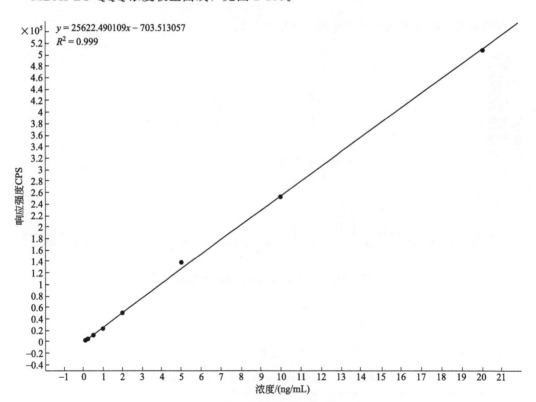

图 2-153 MDAI LC-QQQ 浓度校正曲线

（4）LC-QTOF 高分辨谱图

MDAI LC-QTOF 高分辨质谱图，见图 2-154。

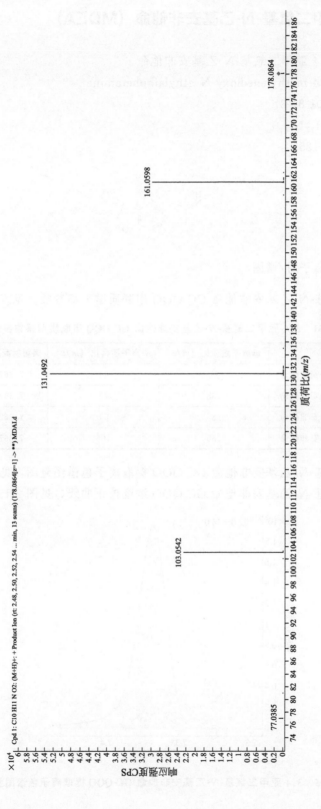

图 2-154　MDAI LC-QTOF 高分辨质谱图

2.28　3,4-亚甲二氧基-N-乙基安非他命（MDEA）

［中文名称］3,4-亚甲二氧基-N-乙基安非他命

［英文名称］3,4-methylenedioxy-N-ethylamphetamine

［CAS号］82801-81-8

［分子式］$C_{12}H_{17}NO_2$

［分子量］207.1259

［结构式］

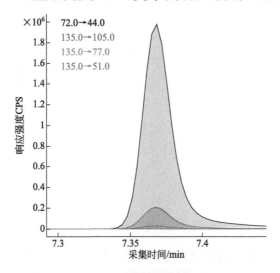

（1）GC-QQQ 离子对/谱图

3,4-亚甲二氧基-N-乙基安非他命 GC-QQQ 串联质谱采集参数，见表 2-51。

表 2-51　3,4-亚甲二氧基-N-乙基安非他命 GC-QQQ 串联质谱采集参数

化合物名称	母离子质荷比（m/z）	子离子质荷比（m/z）	保留时间/min	碰撞能量/eV
3,4-亚甲二氧基-N-乙基安非他命	72	44	7.367	10
3,4-亚甲二氧基-N-乙基安非他命	135	77	7.367	15
3,4-亚甲二氧基-N-乙基安非他命	135	51	7.367	35
3,4-亚甲二氧基-N-乙基安非他命	135	105	7.367	15

3,4-亚甲二氧基-N-乙基安非他命 GC-QQQ 提取离子色谱图叠图，见图 2-155。

3,4-亚甲二氧基-N-乙基安非他命 GC-QQQ 浓度校正曲线，见图 2-156。

图 2-155　3,4-亚甲二氧基-N-乙基安非他命 GC-QQQ 提取离子色谱图叠图

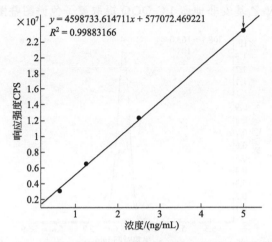

图 2-156　3,4-亚甲二氧基-*N*-乙基安非他命 GC-QQQ 浓度校正曲线

（2）GC-QTOF 高分辨谱图

3,4-亚甲二氧基-*N*-乙基安非他命 GC-QTOF 高分辨质谱图，见图 2-157。

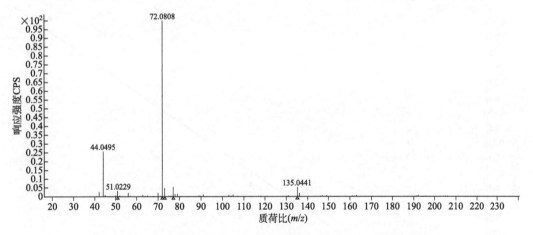

图 2-157　3,4-亚甲二氧基-*N*-乙基安非他命 GC-QTOF 高分辨质谱图

（3）LC-QQQ 离子对/谱图

3,4-亚甲二氧基-*N*-乙基安非他命 LC-QQQ 串联质谱采集参数，见表 2-52。

表 2-52　3,4-亚甲二氧基-*N*-乙基安非他命 LC-QQQ 串联质谱采集参数

化合物名称	母离子质荷比（*m/z*）	子离子质荷比（*m/z*）	保留时间/min	锥孔电压/V	碰撞能量/eV	采集模式
3,4-亚甲二氧基-*N*-乙基安非他命	208.1	163	5.59	90	15	正模式
3,4-亚甲二氧基-*N*-乙基安非他命	208.1	105	5.59	90	30	正模式

3,4-亚甲二氧基-N-乙基安非他命 LC-QQQ 提取离子色谱图叠图，见图 2-158。

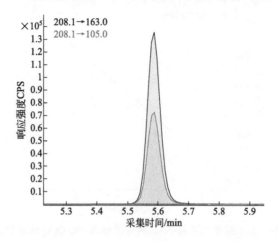

图 2-158　3,4-亚甲二氧基-N-乙基安非他命 LC-QQQ 提取离子色谱图叠图

3,4-亚甲二氧基-N-乙基安非他命 LC-QQQ 浓度校正曲线，见图 2-159。

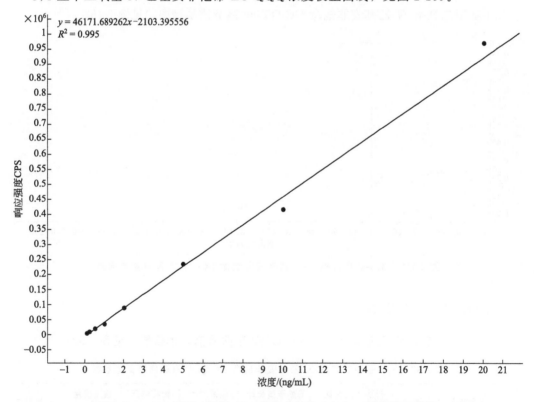

图 2-159　3,4-亚甲二氧基-N-乙基安非他命 LC-QQQ 浓度校正曲线

（4）LC-QTOF 高分辨谱图

3,4-亚甲二氧基-N-乙基安非他命 LC-QTOF 高分辨质谱图，见图 2-160。

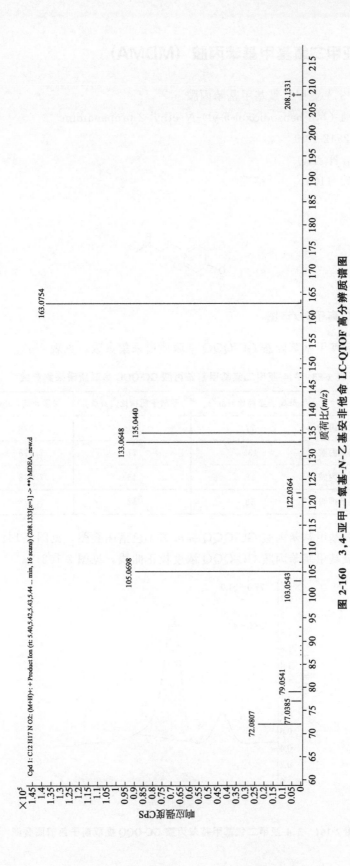

图 2-160　3,4-亚甲二氧基-N-乙基安非他命 LC-QTOF 高分辨质谱图

2.29 3,4-亚甲二氧基甲基苯丙胺（MDMA）

［中文名称］3,4-亚甲二氧基甲基苯丙胺

［英文名称］1-(1,3-benzodioxol-5-yl)-*N*-ethyl-2-propanamine

［CAS 号］42542-10-9

［分子式］$C_{11}H_{15}NO_2$

［分子量］193.1103

［结构式］

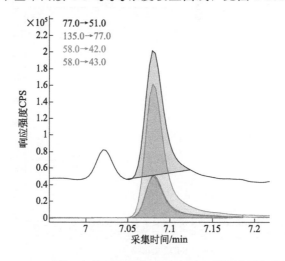

（1）GC-QQQ 离子对/谱图

3,4-亚甲二氧基甲基苯丙胺 GC-QQQ 串联质谱采集参数，见表 2-53。

表 2-53　3,4-亚甲二氧基甲基苯丙胺 GC-QQQ 串联质谱采集参数

化合物名称	母离子质荷比（m/z）	子离子质荷比（m/z）	保留时间/min	碰撞能量/eV
3,4-亚甲二氧基甲基苯丙胺	77	51	7.078	15
3,4-亚甲二氧基甲基苯丙胺	135	77	7.078	15
3,4-亚甲二氧基甲基苯丙胺	58	43	7.078	20
3,4-亚甲二氧基甲基苯丙胺	58	42	7.078	15

3,4-亚甲二氧基甲基苯丙胺 GC-QQQ 提取离子色谱图叠图，见图 2-161。

3,4-亚甲二氧基甲基苯丙胺 GC-QQQ 浓度校正曲线，见图 2-162。

图 2-161　3,4-亚甲二氧基甲基苯丙胺 GC-QQQ 提取离子色谱图叠图

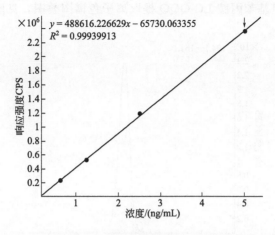

$y = 488616.226629x - 65730.063355$
$R^2 = 0.99939913$

图 2-162　3,4-亚甲二氧基甲基苯丙胺 GC-QQQ 浓度校正曲线

（2）GC-QTOF 高分辨谱图

3,4-亚甲二氧基甲基苯丙胺 GC-QTOF 高分辨质谱图，见图 2-163。

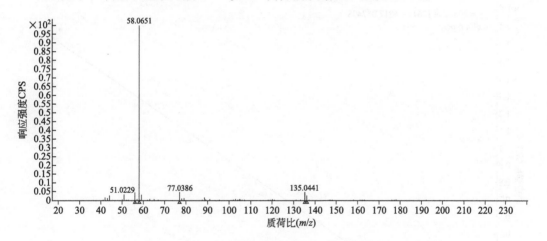

图 2-163　3,4-亚甲二氧基甲基苯丙胺 GC-QTOF 高分辨质谱图

（3）LC-QQQ 离子对/谱图

3,4-亚甲二氧基甲基苯丙胺 LC-QQQ 串联质谱采集参数，见表 2-54。

表 2-54　3,4-亚甲二氧基甲基苯丙胺 LC-QQQ 串联质谱采集参数

化合物名称	母离子质荷比（m/z）	子离子质荷比（m/z）	保留时间/min	锥孔电压/V	碰撞能量/eV	采集模式
3,4-亚甲二氧基甲基苯丙胺	194.1	163.1	4.91	90	10	正模式
3,4-亚甲二氧基甲基苯丙胺	194.1	105	4.91	90	30	正模式

3,4-亚甲二氧基甲基苯丙胺 LC-QQQ 提取离子色谱图叠图，见图 2-164。

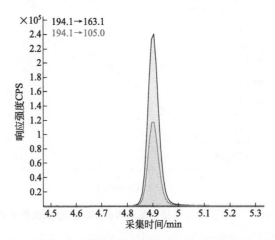

图 2-164　3,4-亚甲二氧基甲基苯丙胺 LC-QQQ 提取离子色谱图叠图

3,4-亚甲二氧基甲基苯丙胺 LC-QQQ 浓度校正曲线，见图 2-165。

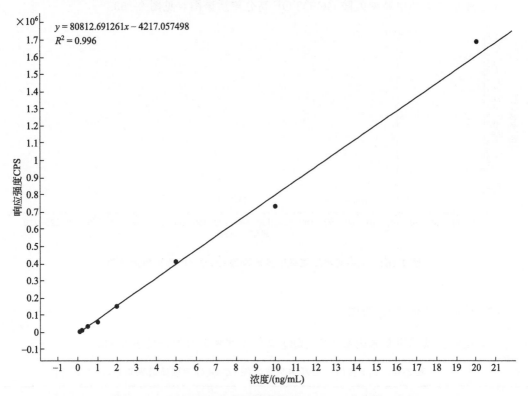

图 2-165　3,4-亚甲二氧基甲基苯丙胺 LC-QQQ 浓度校正曲线

(4) LC-QTOF 高分辨谱图

3,4-亚甲二氧基甲基苯丙胺 LC-QTOF 高分辨质谱图，见图 2-166。

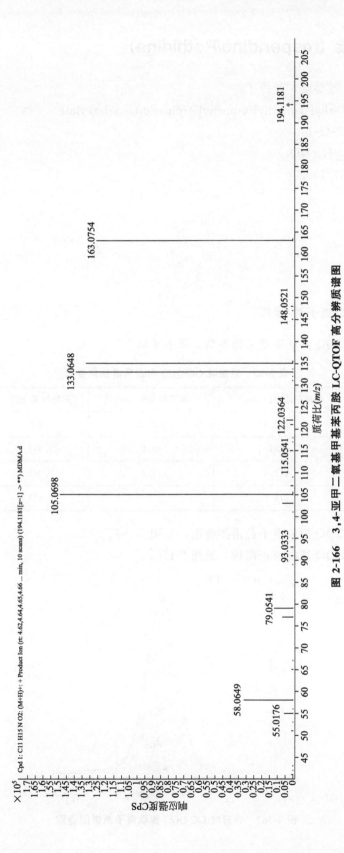

图 2-166　3,4-亚甲二氧基甲基苯丙胺 LC-QTOF 高分辨质谱图

2.30 哌替啶 (meperidine/Pethidine)

［中文名称］哌替啶；杜冷丁

［英文名称］ethyl 1-methyl-4-phenyl-4-piperidinecarboxylate

［CAS号］57-42-1

［分子式］$C_{15}H_{21}NO_2$

［分子量］247.1572

［结构式］

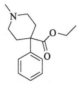

(1) GC-QQQ 离子对/谱图

哌替啶 GC-QQQ 串联质谱采集参数，见表 2-55。

表 2-55 哌替啶 GC-QQQ 串联质谱采集参数

化合物名称	母离子质荷比（m/z）	子离子质荷比（m/z）	保留时间/min	碰撞能量/eV
哌替啶	245.9	171.8	8.449	10
哌替啶	247	70.9	8.449	10
哌替啶	171.9	90.9	8.449	25
哌替啶	217.9	171.9	8.449	10

哌替啶 GC-QQQ 提取离子色谱图叠图，见图 2-167。

哌替啶 GC-QQQ 浓度校正曲线，见图 2-168。

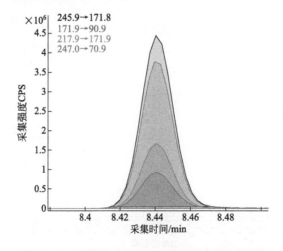

图 2-167 哌替啶 GC-QQQ 提取离子色谱图叠图

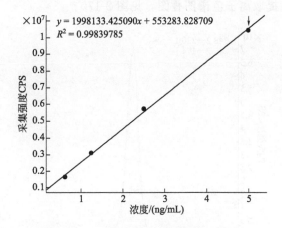

图 2-168　哌替啶 GC-QQQ 浓度校正曲线

(2) GC-QTOF 高分辨谱图

哌替啶 GC-QTOF 高分辨质谱图，见图 2-169。

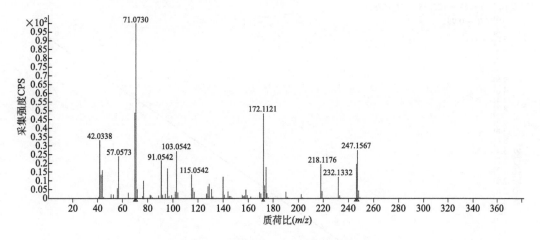

图 2-169　哌替啶 GC-QTOF 高分辨质谱图

(3) LC-QQQ 离子对/谱图

哌替啶 LC-QQQ 串联质谱采集参数，见表 2-56。

表 2-56　哌替啶 LC-QQQ 串联质谱采集参数

化合物名称	母离子质荷比 (m/z)	子离子质荷比 (m/z)	保留时间 /min	锥孔电压 /V	碰撞能量 /eV	采集模式
哌替啶	248.2	220.1	7.78	140	25	正模式
哌替啶	248.2	174.1	7.78	140	20	正模式

哌替啶 LC-QQQ 提取离子色谱图叠图，见图 2-170。

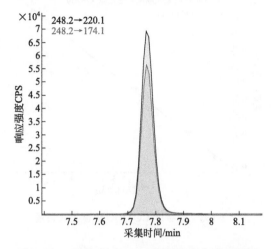

图 2-170 哌替啶 LC-QQQ 提取离子色谱图叠图

哌替啶 LC-QQQ 浓度校正曲线，见图 2-171。

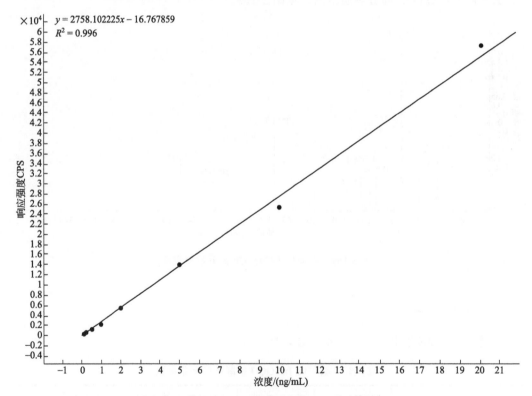

图 2-171 哌替啶 LC-QQQ 浓度校正曲线

（4）LC-QTOF 高分辨谱图

哌替啶 LC-QTOF 高分辨质谱图，见图 2-172。

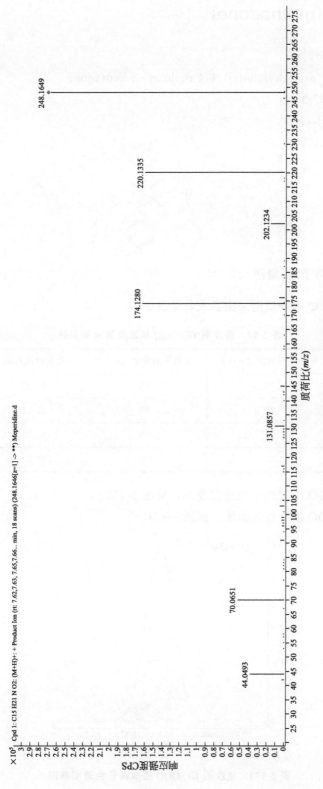

Cpd 1: C15 H21 N O2: (M+H)+: + Product Ion (rt: 7.62,7.63, 7.65,7.66... min, 18 scans) (248.1646[z=1] ->**) Meperidine.d

图 2-172　哌替啶 LC-QTOF 高分辨质谱图

2.31 美沙酮 (methadone)

［中文名称］美沙酮
［英文名称］6-(dimethylamino)-4,4-diphenyl-3-heptanone
［CAS 号］76-99-3
［分子式］$C_{21}H_{27}NO$
［分子量］309.2093
［结构式］

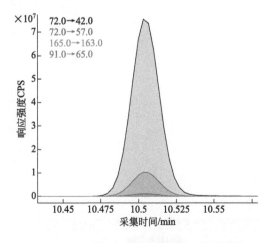

(1) GC-QQQ 离子对/谱图

美沙酮 GC-QQQ 串联质谱采集参数，见表 2-57。

表 2-57 美沙酮 GC-QQQ 串联质谱采集参数

化合物名称	母离子质荷比（m/z）	子离子质荷比（m/z）	保留时间/min	碰撞能量/eV
美沙酮	72	42	10.51	25
美沙酮	72	57	10.51	10
美沙酮	91	65	10.51	10
美沙酮	165	163	10.51	30

美沙酮 GC-QQQ 提取离子色谱图叠图，见图 2-173。
美沙酮 GC-QQQ 浓度校正曲线，见图 2-174。

图 2-173 美沙酮 GC-QQQ 提取离子色谱图叠图

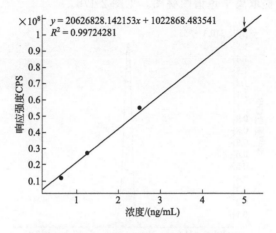

图 2-174　美沙酮 GC-QQQ 浓度校正曲线

（2）GC-QTOF 高分辨谱图

美沙酮 GC-QTOF 高分辨质谱图，见图 2-175。

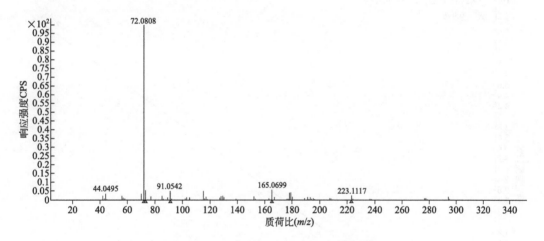

图 2-175　美沙酮 GC-QTOF 高分辨质谱图

（3）LC-QQQ 离子对/谱图

美沙酮 LC-QQQ 串联质谱采集参数，见表 2-58。

表 2-58　美沙酮 LC-QQQ 串联质谱采集参数

化合物名称	母离子质荷比（m/z）	子离子质荷比（m/z）	保留时间/min	锥孔电压/V	碰撞能量/eV	采集模式
美沙酮	310.3	265.2	11.93	110	15	正模式
美沙酮	310.3	105.1	11.93	110	30	正模式

美沙酮 LC-QQQ 提取离子色谱图叠图，见图 2-176。

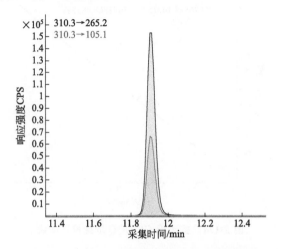

图 2-176　美沙酮 LC-QQQ 提取离子色谱图叠图

美沙酮 LC-QQQ 浓度校正曲线，见图 2-177。

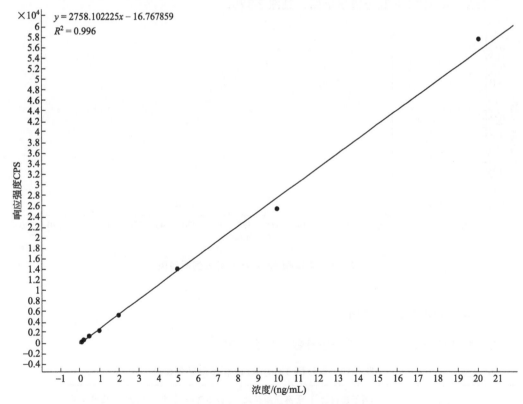

图 2-177　美沙酮 LC-QQQ 浓度校正曲线

(4) LC-QTOF 高分辨谱图

美沙酮 LC-QTOF 高分辨质谱图，见图 2-178。

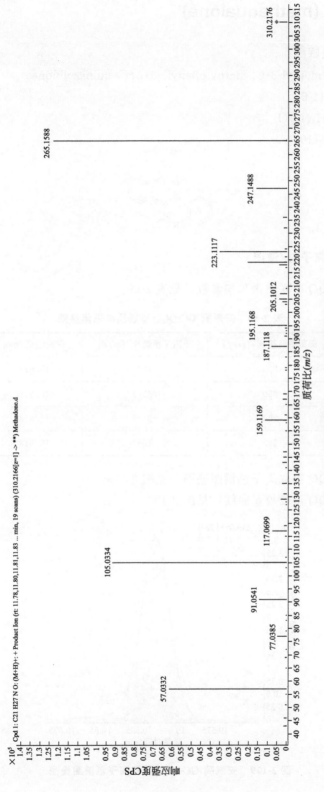

图 2-178　美沙酮 LC-QTOF 高分辨质谱图

2.32 安眠酮（methaqualone）

［中文名称］安眠酮
［英文名称］2-methyl-3-(2-methylphenyl)-4(3H)-quinazolinone
［CAS 号］72-44-6
［分子式］$C_{16}H_{14}N_2O$
［分子量］250.1106
［结构式］

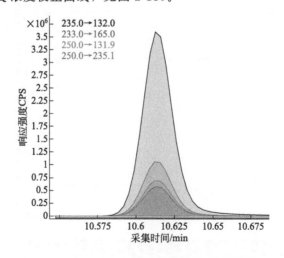

(1) GC-QQQ 离子对/谱图

安眠酮 GC-QQQ 串联质谱采集参数，见表 2-59。

表 2-59 安眠酮 GC-QQQ 串联质谱采集参数

化合物名称	母离子质荷比（m/z）	子离子质荷比（m/z）	保留时间/min	碰撞能量/eV
安眠酮	235	132	10.618	20
安眠酮	250	235.1	10.618	5
安眠酮	250	131.9	10.618	40
安眠酮	233	165	10.618	40

安眠酮 GC-QQQ 提取离子色谱图叠图，见图 2-179。
安眠酮 GC-QQQ 浓度校正曲线，见图 2-180。

图 2-179 安眠酮 GC-QQQ 提取离子色谱图叠图

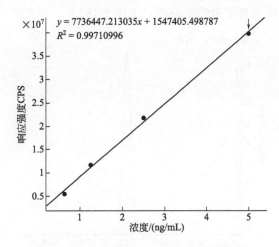

图 2-180　安眠酮 GC-QQQ 浓度校正曲线

（2）GC-QTOF 高分辨谱图

安眠酮 GC-QTOF 高分辨质谱图，见图 2-181。

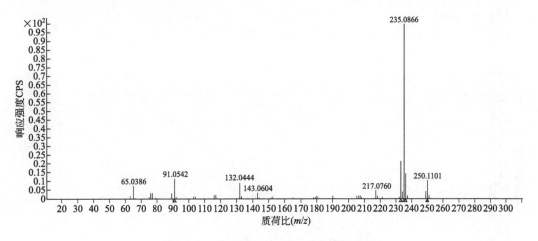

图 2-181　安眠酮 GC-QTOF 高分辨质谱图

（3）LC-QQQ 离子对/谱图

安眠酮 LC-QQQ 串联质谱采集参数，见表 2-60。

表 2-60　安眠酮 LC-QQQ 串联质谱采集参数

化合物名称	母离子质荷比 （m/z）	子离子质荷比 （m/z）	保留时间 /min	锥孔电压 /V	碰撞能量 /eV	采集模式
安眠酮	251.1	132	11.98	145	30	正模式
安眠酮	251.1	91	11.98	145	50	正模式

安眠酮 LC-QQQ 提取离子色谱图叠图，见图 2-182。

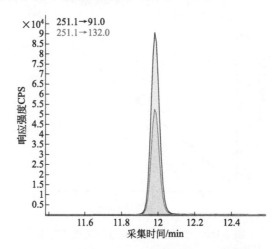

图 2-182　安眠酮 LC-QQQ 提取离子色谱图叠图

安眠酮 LC-QQQ 浓度校正曲线，见图 2-183。

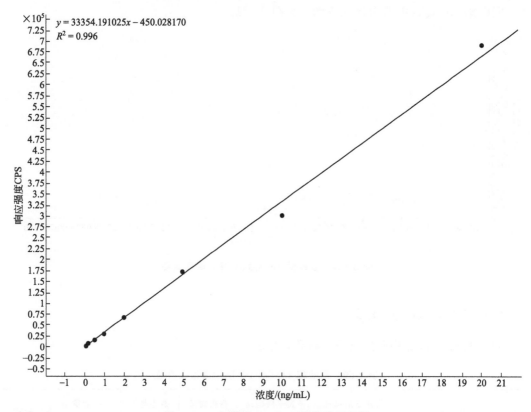

图 2-183　安眠酮 LC-QQQ 浓度校正曲线

(4) LC-QTOF 高分辨谱图

安眠酮 LC-QTOF 高分辨质谱图，见图 2-184。

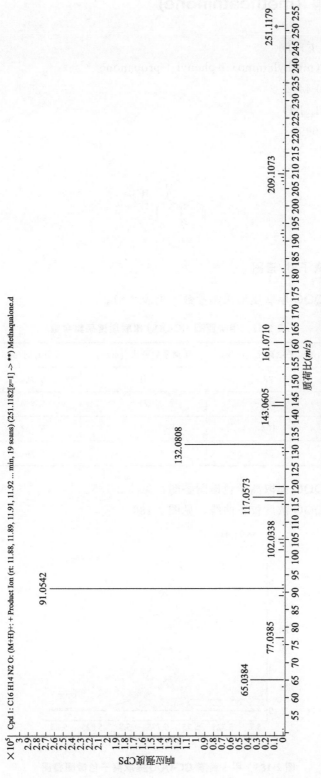

图 2-184　安眠酮 LC-QTOF 高分辨质谱图

2. 33　甲卡西酮（methcathinone）

［中文名称］甲卡西酮
［英文名称］2-(methylamino)-1-phenyl-1-propanone
［CAS 号］5650-44-2
［分子式］$C_{10}H_{13}NO$
［分子量］163.0997
［结构式］

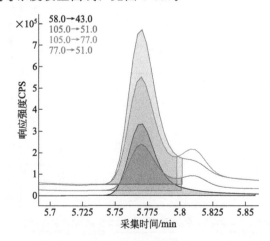

（1）GC-QQQ 离子对/谱图

甲卡西酮 GC-QQQ 串联质谱采集参数，见表 2-61。

表 2-61　甲卡西酮 GC-QQQ 串联质谱采集参数

化合物名称	母离子质荷比（m/z）	子离子质荷比（m/z）	保留时间/min	碰撞能量/eV
甲卡西酮	77	51	5.764	15
甲卡西酮	105	77	5.764	15
甲卡西酮	105	51	5.764	40
甲卡西酮	58	43	5.764	15

甲卡西酮 GC-QQQ 提取离子色谱图叠图，见图 2-185。
甲卡西酮 GC-QQQ 浓度校正曲线，见图 2-186。

图 2-185　甲卡西酮 GC-QQQ 提取离子色谱图叠图

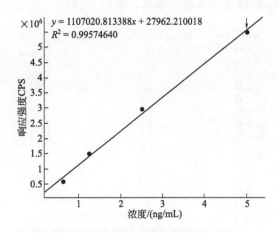

图 2-186　甲卡西酮 GC-QQQ 浓度校正曲线

（2）GC-QTOF 高分辨谱图

甲卡西酮 GC-QTOF 高分辨质谱图，见图 2-187。

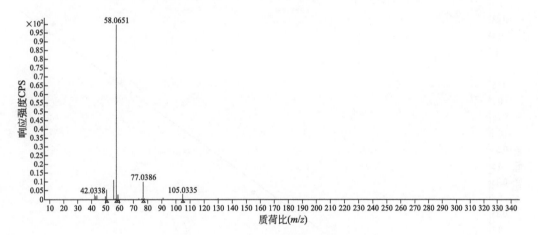

图 2-187　甲卡西酮 GC-QTOF 高分辨质谱图

（3）LC-QQQ 离子对/谱图

甲卡西酮 LC-QQQ 串联质谱采集参数，见表 2-62。

表 2-62　甲卡西酮 LC-QQQ 串联质谱采集参数

化合物名称	母离子质荷比（m/z）	子离子质荷比（m/z）	保留时间/min	锥孔电压/V	碰撞能量/eV	采集模式
甲卡西酮	164.1	146.1	3.61	90	10	正模式
甲卡西酮	164.1	131.1	3.61	90	20	正模式

甲卡西酮 LC-QQQ 提取离子色谱图叠图，见图 2-188。

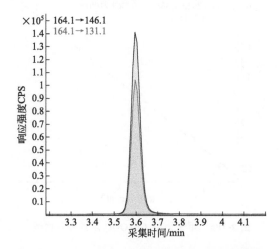

图 2-188　甲卡西酮 LC-QQQ 提取离子色谱图叠图

甲卡西酮 LC-QQQ 浓度校正曲线，见图 2-189。

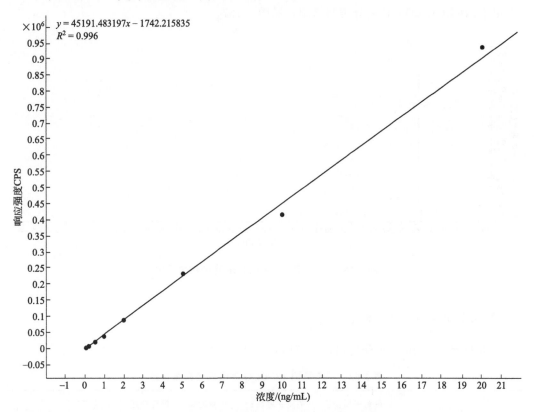

图 2-189　甲卡西酮 LC-QQQ 浓度校正曲线

（4）LC-QTOF 高分辨谱图

甲卡西酮 LC-QTOF 高分辨质谱图，见图 2-190。

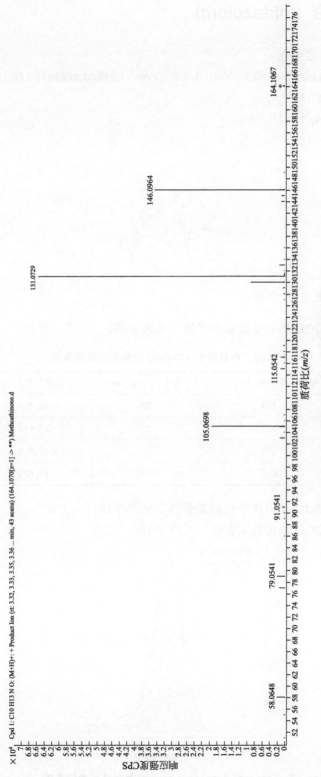

图 2-190　甲卡西酮 LC-QTOF 高分辨质谱图

2.34 咪达唑仑 (midazolam)

［中文名称］咪达唑仑

［英文名称］2-aminomethyl-7-chloro-2,3-dihydro-5-(2-fluorophenyl)-1H-1,4-benzodiazepine

［CAS 号］59467-64-0

［分子式］$C_{18}H_{13}ClFN_3$

［分子量］325.0782

［结构式］

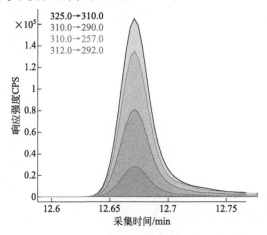

(1) GC-QQQ 离子对/谱图

咪达唑仑 GC-QQQ 串联质谱采集参数，见表 2-63。

表 2-63　咪达唑仑 GC-QQQ 串联质谱采集参数

化合物名称	母离子质荷比（m/z）	子离子质荷比（m/z）	保留时间/min	碰撞能量/eV
咪达唑仑	310	290	12.674	30
咪达唑仑	310	257	12.674	35
咪达唑仑	325	310	12.674	10
咪达唑仑	312	292	12.674	30

咪达唑仑 GC-QQQ 提取离子色谱图叠图，见图 2-191。

咪达唑仑 GC-QQQ 浓度校正曲线，见图 2-192。

图 2-191　咪达唑仑 GC-QQQ 提取离子色谱图叠图

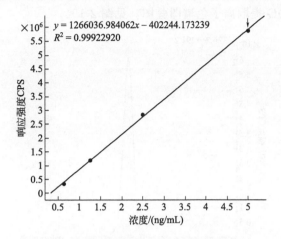

图 2-192　咪达唑仑 GC-QQQ 浓度校正曲线

（2）GC-QTOF 高分辨谱图

咪达唑仑 GC-QTOF 高分辨质谱图，见图 2-193。

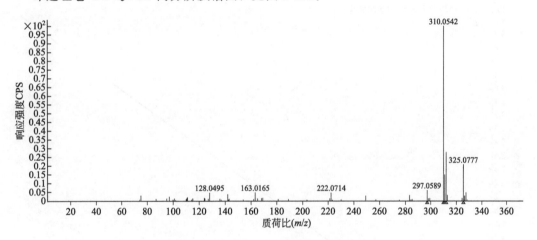

图 2-193　咪达唑仑 GC-QTOF 高分辨质谱图

（3）LC-QQQ 离子对/谱图

咪达唑仑 LC-QQQ 串联质谱采集参数，见表 2-64。

表 2-64　咪达唑仑 LC-QQQ 串联质谱采集参数

化合物名称	母离子质荷比（m/z）	子离子质荷比（m/z）	保留时间/min	锥孔电压/V	碰撞能量/eV	采集模式
咪达唑仑	326.2	291.2	9.88	170	30	正模式
咪达唑仑	326.2	209	9.88	170	40	正模式

咪达唑仑 LC-QQQ 提取离子色谱图叠图，见图 2-194。

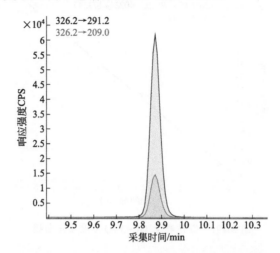

图 2-194　咪达唑仑 LC-QQQ 提取离子色谱图叠图

咪达唑仑 LC-QQQ 浓度校正曲线，见图 2-195。

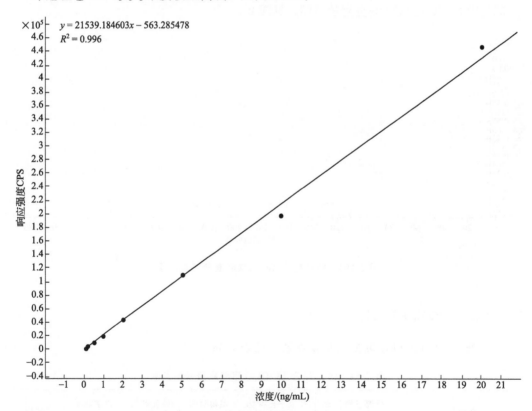

图 2-195　咪达唑仑 LC-QQQ 浓度校正曲线

（4）LC-QTOF 高分辨谱图

咪达唑仑 LC-QTOF 高分辨质谱图，见图 2-196。

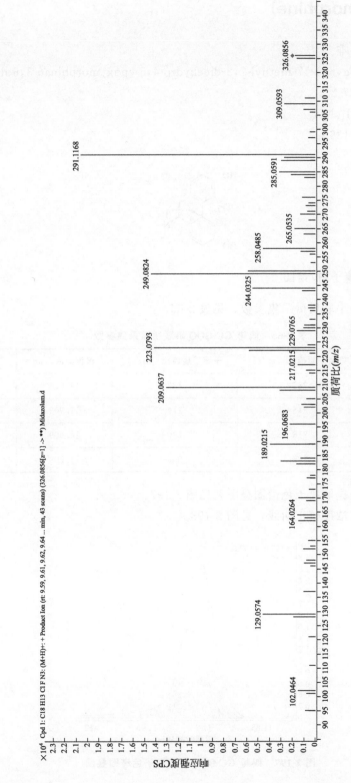

图 2-196　咪达唑仑 LC-QTOF 高分辨质谱图

2.35 吗啡（morphine）

［中文名称］吗啡

［英文名称］(5α,6α)-17-methyl-7,8-didehydro-4,5-epoxymorphinan-3,6-diol

［CAS 号］57-27-2

［分子式］$C_{17}H_{19}NO_3$

［分子量］285.1365

［结构式］

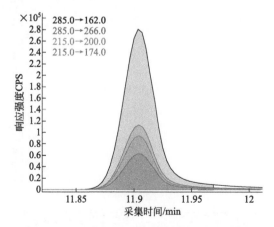

(1) GC-QQQ 离子对/谱图

吗啡 GC-QQQ 串联质谱采集参数，见表 2-65。

表 2-65 吗啡 GC-QQQ 串联质谱采集参数

化合物名称	母离子质荷比（m/z）	子离子质荷比（m/z）	保留时间/min	碰撞能量/eV
吗啡	285	162	11.909	10
吗啡	215	174	11.909	10
吗啡	215	200	11.909	5
吗啡	285	266	11.909	20

吗啡 GC-QQQ 提取离子色谱图叠图，见图 2-197。

吗啡 GC-QQQ 浓度校正曲线，见图 2-198。

图 2-197 吗啡 GC-QQQ 提取离子色谱图叠图

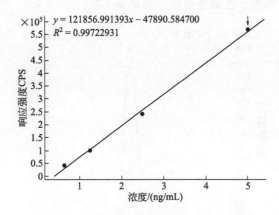

$$y = 121856.991393x - 47890.584700$$
$$R^2 = 0.99722931$$

图 2-198　吗啡 GC-QQQ 浓度校正曲线

（2）GC-QTOF 高分辨谱图

吗啡 GC-QTOF 高分辨质谱图，见图 2-199。

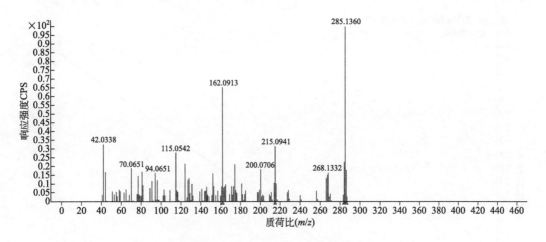

图 2-199　吗啡 GC-QTOF 高分辨质谱图

（3）LC-QQQ 离子对/谱图

吗啡 LC-QQQ 串联质谱采集参数，见表 2-66。

表 2-66　吗啡 LC-QQQ 串联质谱采集参数

化合物名称	母离子质荷比（m/z）	子离子质荷比（m/z）	保留时间/min	锥孔电压/V	碰撞能量/eV	采集模式
吗啡	286.2	201	1.94	155	30	正模式
吗啡	286.2	165	1.94	155	50	正模式

吗啡 LC-QQQ 提取离子色谱图叠图，见图 2-200。

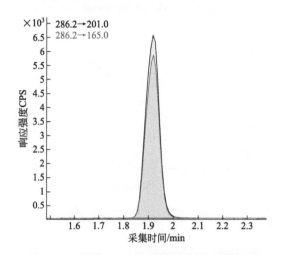

图 2-200　吗啡 LC-QQQ 提取离子色谱图叠图

吗啡 LC-QQQ 浓度校正曲线，见图 2-201。

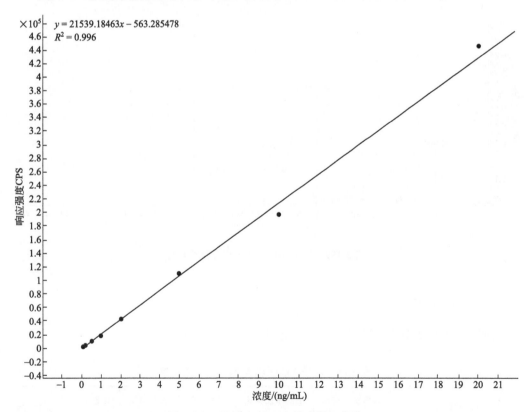

图 2-201　吗啡 LC-QQQ 浓度校正曲线

（4）LC-QTOF 高分辨谱图

吗啡 LC-QTOF 高分辨质谱图，见图 2-202。

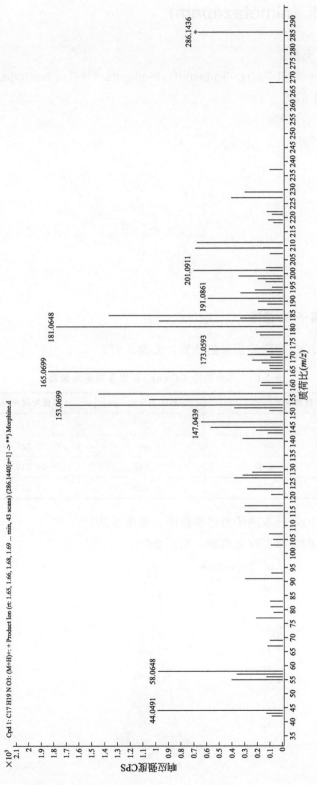

图 2-202　吗啡 LC-QTOF 高分辨质谱图

2.36 尼美西泮（nimetazepam）

[中文名称] 尼美西泮

[英文名称] 1-methyl-7-nitro-5-phenyl-1,3-dihydro-2H-1,4-benzodiazepin-2-one

[CAS 号] 2011-67-8

[分子式] $C_{16}H_{13}N_3O_3$

[分子量] 295.0957

[结构式]

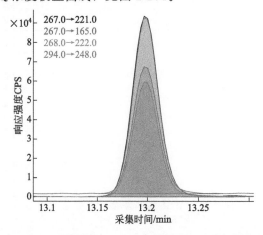

（1）GC-QQQ 离子对/谱图

尼美西泮 GC-QQQ 串联质谱采集参数，见表 2-67。

表 2-67　尼美西泮 GC-QQQ 串联质谱采集参数

化合物名称	母离子质荷比（m/z）	子离子质荷比（m/z）	保留时间/min	碰撞能量/eV
尼美西泮	267	221	13.215	15
尼美西泮	267	165	13.215	35
尼美西泮	294	248	13.215	20
尼美西泮	268	222	13.215	20

尼美西泮 GC-QQQ 提取离子色谱图叠图，见图 2-203。

尼美西泮 GC-QQQ 浓度校正曲线，见图 2-204。

图 2-203　尼美西泮 GC-QQQ 提取离子色谱图叠图

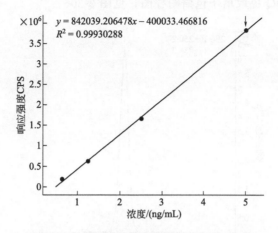

图 2-204　尼美西泮 GC-QQQ 浓度校正曲线

（2）GC-QTOF 高分辨谱图

尼美西泮 GC-QTOF 高分辨质谱图，见图 2-205。

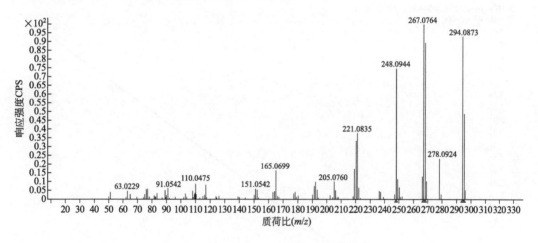

图 2-205　尼美西泮 GC-QTOF 高分辨质谱图

（3）LC-QQQ 离子对/谱图

尼美西泮 LC-QQQ 串联质谱采集参数，见表 2-68。

表 2-68　尼美西泮 LC-QQQ 串联质谱采集参数

化合物名称	母离子质荷比（m/z）	子离子质荷比（m/z）	保留时间/min	锥孔电压/V	碰撞能量/eV	采集模式
尼美西泮	296.1	268.2	11.9	150	25	正模式
尼美西泮	296.1	250.2	11.9	150	30	正模式

尼美西泮 LC-QQQ 提取离子色谱图叠图，见图 2-206。

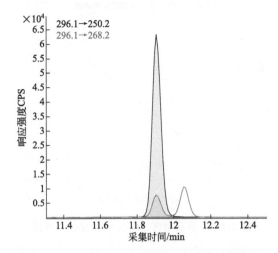

图 2-206 尼美西泮 LC-QQQ 提取离子色谱图叠图

尼美西泮 LC-QQQ 浓度校正曲线，见图 2-207。

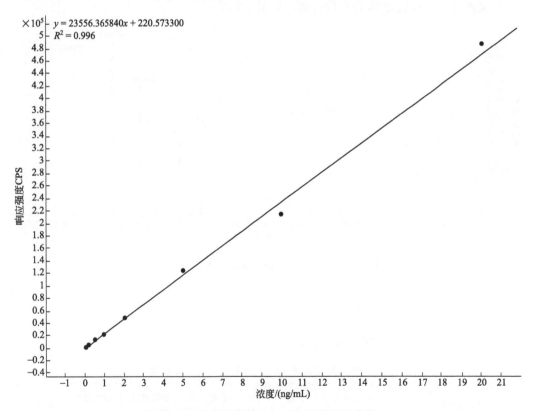

图 2-207 尼美西泮 LC-QQQ 浓度校正曲线

（4）LC-QTOF 高分辨谱图

尼美西泮 LC-QTOF 高分辨质谱图，见图 2-208。

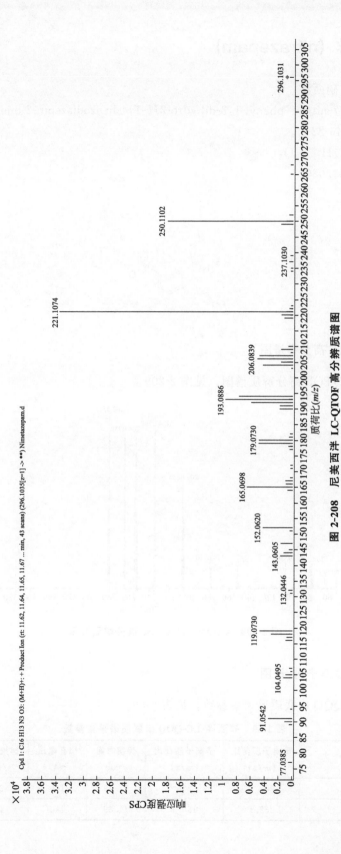

图 2-208　尼美西泮 LC-QTOF 高分辨质谱图

2.37 硝西泮 (nitrazepam)

［中文名称］硝西泮

［英文名称］7-nitro-5-phenyl-1,3-dihydro-2*H*-1,4-benzodiazepin-2-one

［CAS 号］146-22-5

［分子式］$C_{15}H_{11}N_3O_3$

［分子量］281.0800

［结构式］

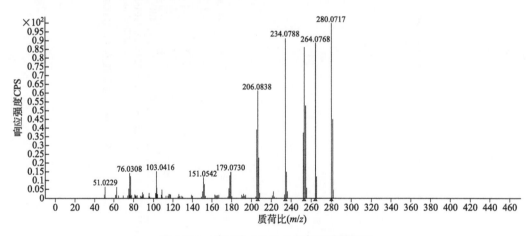

(1) GC-QTOF 高分辨谱图

硝西泮 GC-QTOF 高分辨质谱图，见图 2-209。

图 2-209 硝西泮 GC-QTOF 高分辨质谱图

(2) LC-QQQ 离子对/谱图

硝西泮 LC-QQQ 串联质谱采集参数，见表 2-69。

表 2-69 硝西泮 LC-QQQ 串联质谱采集参数

化合物名称	母离子质荷比 (m/z)	子离子质荷比 (m/z)	保留时间 /min	锥孔电压 /V	碰撞能量 /eV	采集模式
硝西泮	282.1	236	11.39	140	30	正模式
硝西泮	282.1	180.1	11.39	140	45	正模式

硝西泮 LC-QQQ 提取离子色谱图叠图，见图 2-210。

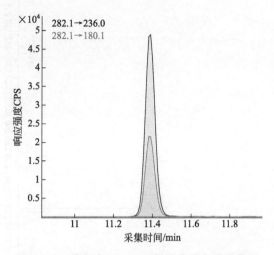

图 2-210 硝西泮 LC-QQQ 提取离子色谱图叠图

硝西泮 LC-QQQ 浓度校正曲线，见图 2-211。

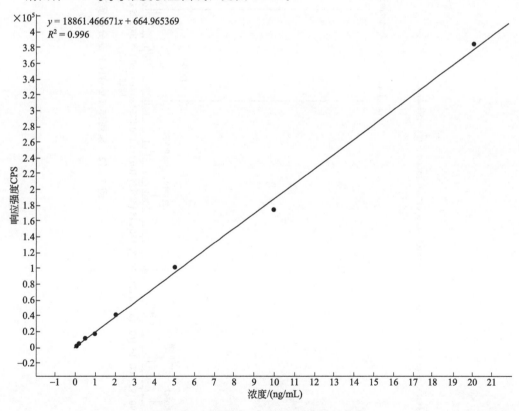

图 2-211 硝西泮 LC-QQQ 浓度校正曲线

(3) LC-QTOF 高分辨谱图

硝西泮 LC-QTOF 高分辨质谱图，见图 2-212。

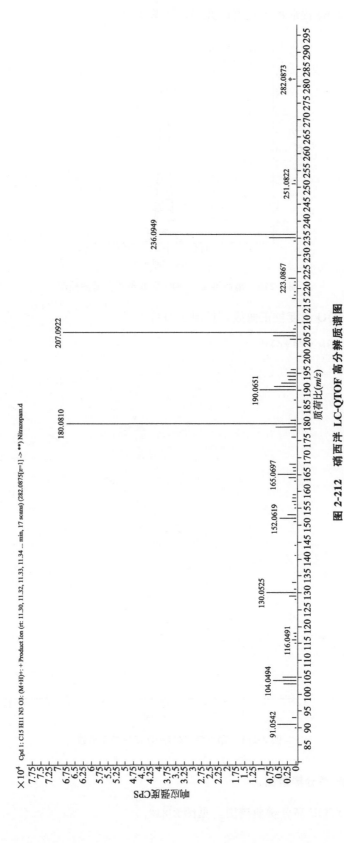

图 2-212 硝西泮 LC-QTOF 高分辨质谱图

2.38 4-溴-2,5-二甲氧基-N-[(2-甲氧基苯基)甲基]-苯乙胺（25B-NBOMe)

［中文名称］4-溴-2,5-二甲氧基-N-[(2-甲氧基苯基)甲基]-苯乙胺
［英文名称］2-(4-bromo-2,5-dimethoxyphenyl)-N-(2-methoxybenzyl) ethanamine
［CAS号］1026511-90-9
［分子式］$C_{18}H_{22}BrNO_3$
［分子量］379.0783
［结构式］

(1) GC-QQQ 离子对/谱图

4-溴-2,5-二甲氧基-N-[(2-甲氧基苯基)甲基]-苯乙胺 GC-QQQ 串联质谱采集参数，见表 2-70。

表 2-70　4-溴-2,5-二甲氧基-N-[(2-甲氧基苯基)甲基]-苯乙胺 GC-QQQ 串联质谱采集参数

化合物名称	母离子质荷比（m/z）	子离子质荷比（m/z）	保留时间/min	碰撞能量/eV
4-溴-2,5-二甲氧基-N-[(2-甲氧基苯基)甲基]-苯乙胺	121	90.94	12.914	14
4-溴-2,5-二甲氧基-N-[(2-甲氧基苯基)甲基]-苯乙胺	121	64.93	12.914	31
4-溴-2,5-二甲氧基-N-[(2-甲氧基苯基)甲基]-苯乙胺	150	91.25	12.914	22

4-溴-2,5-二甲氧基-N-[(2-甲氧基苯基)甲基]-苯乙胺 GC-QQQ 提取离子色谱图叠图，见图 2-213。

(2) GC-QTOF 高分辨谱图

4-溴-2,5-二甲氧基-N-[(2-甲氧基苯基)甲基]-苯乙胺 GC-QTOF 高分辨质谱图，见图 2-214。

(3) LC-QQQ 离子对/谱图

4-溴-2,5-二甲氧基-N-[(2-甲氧基苯基)甲基]-苯乙胺 LC-QQQ 串联质谱采集参数，见表 2-71。

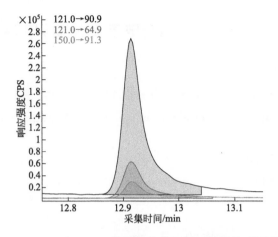

图 2-213　4-溴-2,5-二甲氧基-*N*-[（2-甲氧基苯基）甲基]-
苯乙胺 GC-QQQ 提取离子色谱图叠图

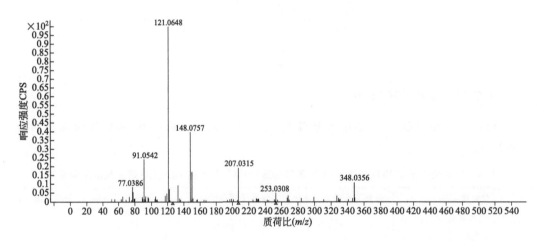

图 2-214　4-溴-2,5-二甲氧基-*N*-[（2-甲氧基苯基）甲基]-苯乙胺 GC-QTOF 高分辨质谱图

表 2-71　4-溴-2,5-二甲氧基-*N*-[（2-甲氧基苯基）甲基]-苯乙胺 LC-QQQ 串联质谱采集参数

化合物名称	母离子质荷比（*m/z*）	子离子质荷比（*m/z*）	保留时间/min	锥孔电压/V	碰撞能量/eV	采集模式
4-溴-2,5-二甲氧基-*N*-[（2-甲氧基苯基）甲基]-苯乙胺	380.2	121	11.59	120	20	正模式
4-溴-2,5-二甲氧基-*N*-[（2-甲氧基苯基）甲基]-苯乙胺	380.2	91	11.59	120	45	正模式

　　4-溴-2,5-二甲氧基-*N*-[（2-甲氧基苯基）甲基]-苯乙胺 LC-QQQ 提取离子色谱图叠图，见图 2-215。

　　4-溴-2,5-二甲氧基-*N*-[（2-甲氧基苯基）甲基]-苯乙胺 LC-QQQ 浓度校正曲线，见图 2-216。

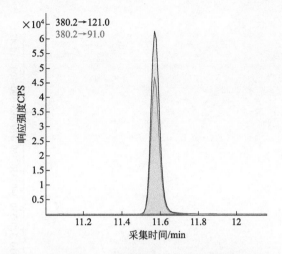

图 2-215 **4-溴-2,5-二甲氧基-*N*-[(2-甲氧基苯基)甲基]-苯乙胺 LC-QQQ 提取离子色谱图叠图**

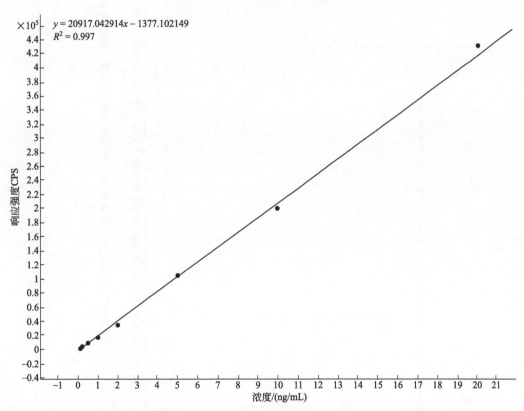

图 2-216 **4-溴-2,5-二甲氧基-*N*-[(2-甲氧基苯基)甲基]-苯乙胺 LC-QQQ 浓度校正曲线**

(4) LC-QTOF 高分辨谱图

4-溴-2,5-二甲氧基-*N*-[2-(甲氧基苯基)甲基]-苯乙胺 LC-QTOF 高分辨质谱图,见图 2-217。

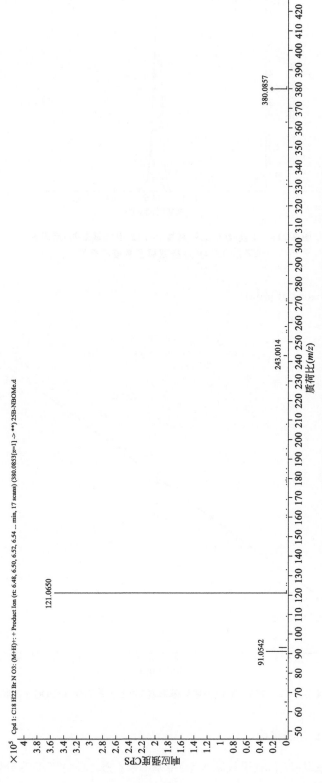

图 2-217　4-溴-2,5-二甲氧基-N-[(2-甲氧基苯基)甲基]苯乙胺 LC-QTOF 高分辨质谱图

2.39　4-氯-2,5-二甲氧基-N-[(2-甲氧基苯基)甲基]苯乙胺 (25C-NBOMe)

[中文名称] 4-氯-2,5-二甲氧基-N-[(2-甲氧基苯基)甲基]苯乙胺

[英文名称] N-(2-methoxybenzyl)-2-(4-chloro-2,5-dimethoxyphenyl) ethanamine

[CAS 号] 1227608-02-7

[分子式] $C_{18}H_{22}ClNO_3$

[分子量] 335.1288

[结构式]

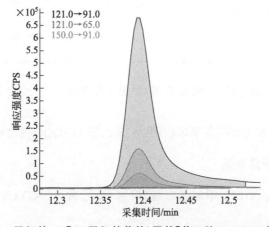

(1) GC-QQQ 离子对/谱图

4-氯-2,5-二甲氧基-N-[(2-甲氧基苯基)甲基]苯乙胺 GC-QQQ 串联质谱采集参数，见表 2-72。

表 2-72　4-氯-2,5-二甲氧基-N-[(2-甲氧基苯基)甲基]苯乙胺 GC-QQQ 串联质谱采集参数

化合物名称	母离子质荷比（m/z）	子离子质荷比（m/z）	保留时间/min	碰撞能量/eV
4-氯-2,5-二甲氧基-N-[(2-甲氧基苯基)甲基]苯乙胺	121	90.95	12.395	15
4-氯-2,5-二甲氧基-N-[(2-甲氧基苯基)甲基]苯乙胺	121	65	12.395	31
4-氯-2,5-二甲氧基-N-[(2-甲氧基苯基)甲基]苯乙胺	150	91.03	12.395	25

4-氯-2,5-二甲氧基-N-[(2-甲氧基苯基)甲基]苯乙胺 GC-QQQ 提取离子色谱图叠图，见图 2-218。

图 2-218　4-氯-2,5-二甲氧基-N-[(2-甲氧基苯基)甲基]苯乙胺 GC-QQQ 提取离子色谱图叠图

(2) GC-QTOF 高分辨谱图

4-氯-2,5-二甲氧基-*N*-[(2-甲氧基苯基)甲基]苯乙胺 GC-QTOF 高分辨质谱图，见图 2-219。

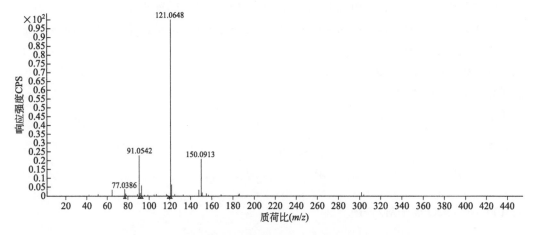

图 2-219 4-氯-2,5-二甲氧基-*N*-[(2-甲氧基苯基)甲基]
苯乙胺 GC-QTOF 高分辨质谱图

(3) LC-QQQ 离子对/谱图

4-氯-2,5-二甲氧基-*N*-[(2-甲氧基苯基)甲基]苯乙胺 LC-QQQ 串联质谱采集参数，见表 2-73。

表 2-73 4-氯-2,5-二甲氧基-*N*-[(2-甲氧基苯基)甲基]苯乙胺 LC-QQQ 串联质谱采集参数

化合物名称	母离子质荷比 (*m/z*)	子离子质荷比 (*m/z*)	保留时间 /min	锥孔电压 /V	碰撞能量 /eV	采集模式
4-氯-2,5-二甲氧基-*N*-[(2-甲氧基苯基)甲基]苯乙胺	336.2	121	11.28	110	20	正模式
4-氯-2,5-二甲氧基-*N*-[(2-甲氧基苯基)甲基]苯乙胺	336.2	91	11.28	110	50	正模式

4-氯-2,5-二甲氧基-*N*-[(2-甲氧基苯基)甲基]苯乙胺 LC-QQQ 提取离子色谱图叠图，见图 2-220。

4-氯-2,5-二甲氧基-*N*-[(2-甲氧基苯基)甲基]苯乙胺 LC-QQQ 浓度校正曲线，见图 2-221。

(4) LC-QTOF 高分辨谱图

4-氯-2,5-二甲氧基-*N*-[(2-甲氧基苯基)甲基]苯乙胺 LC-QTOF 高分辨质谱图，见图 2-222。

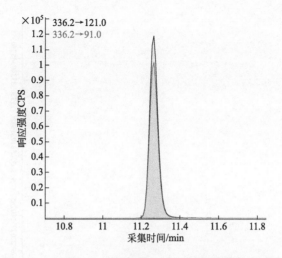

图 2-220　4-氯-2,5-二甲氧基-*N*-[(2-甲氧基苯基)甲基]苯乙胺 LC-QQQ 提取离子色谱图叠图

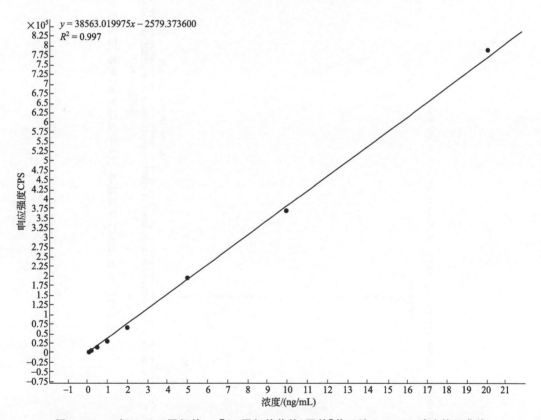

图 2-221　4-氯-2,5-二甲氧基-*N*-[(2-甲氧基苯基)甲基]苯乙胺 LC-QQQ 浓度校正曲线

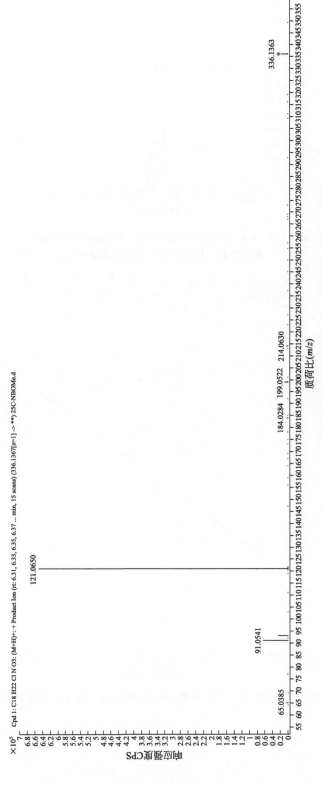

图 2-222 4-氯-2,5-二甲氧基-N-[(2-甲氧基苯基)甲基]苯乙胺 LC-QTOF 高分辨质谱图

2.40　2,5-二甲氧基-*N*-[(2-甲氧基苯基)甲基]-4-甲基苯乙胺（25D-NBOMe）

［中文名称］2,5-二甲氧基-*N*-[(2-甲氧基苯基)甲基]-4-甲基苯乙胺

［英文名称］2,5-dimethoxy-*N*-[(2-methoxyphenyl) methyl]-4-methylbenzeneethanamine

［CAS 号］1539266-35-7

［分子式］$C_{19}H_{25}NO_3$

［分子量］315.1834

［结构式］

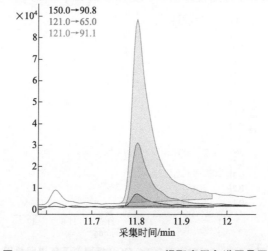

（1）GC-QQQ 离子对/谱图

25D-NBOMe GC-QQQ 串联质谱采集参数，见表 2-74。

表 2-74　25D-NBOMe GC-QQQ 串联质谱采集参数

化合物名称	母离子质荷比（*m/z*）	子离子质荷比（*m/z*）	保留时间/min	碰撞能量/eV
25D-NBOMe	316.2	121	11.53	20
25D-NBOMe	316.2	91	11.53	50
25D-NBOMe	316.2	91	11.53	50

25D-NBOMe GC-QQQ 提取离子色谱图叠图，见图 2-223。

图 2-223　25D-NBOMe GC-QQQ 提取离子色谱图叠图

（2）GC-QTOF 高分辨谱图

25D-NBOMe GC-QTOF 高分辨质谱图，见图 2-224。

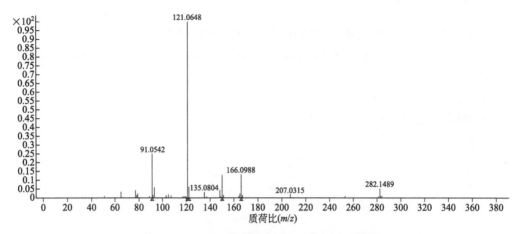

图 2-224　25D-NBOMe GC-QTOF 高分辨质谱图

（3）LC-QQQ 离子对/谱图

25D-NBOMe LC-QQQ 串联质谱采集参数，见表 2-75。

表 2-75　25D-NBOMe LC-QQQ 串联质谱采集参数

化合物名称	母离子质荷比 （m/z）	子离子质荷比 （m/z）	保留时间 /min	锥孔电压 /V	碰撞能量 /eV	采集模式
25D-NBOMe	316.2	121	11.53	110	20	正模式
25D-NBOMe	316.2	91	11.53	110	50	正模式

25D-NBOMe LC-QQQ 提取离子色谱图叠图，见图 2-225。

25D-NBOMe LC-QQQ 浓度校正曲线，见图 2-226。

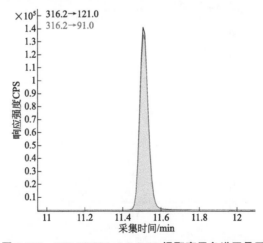

图 2-225　25D-NBOMe LC-QQQ 提取离子色谱图叠图

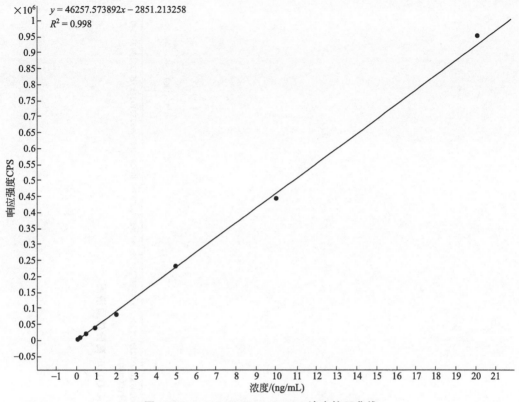

图 2-226　25D-NBOMe LC-QQQ 浓度校正曲线

（4）LC-QTOF 高分辨谱图

25D-NBOMe LC-QTOF 高分辨质谱图，见图 2-227。

2.41　4-碘-2,5-二甲氧基-N-[(2-甲氧基苯基)甲基]苯乙胺(25I-NBOMe)

［中文名称］4-碘-2,5-二甲氧基-N-[（2-甲氧基苯基）甲基]苯乙胺

［英文名称］N-(2-methoxybenzyl)-2-(2,5-dimethoxy-4-iodophenyl) ethanamine

［CAS 号］1043868-97-8

［分子式］$C_{18}H_{22}INO_3$

［分子量］427.0644

［结构式］

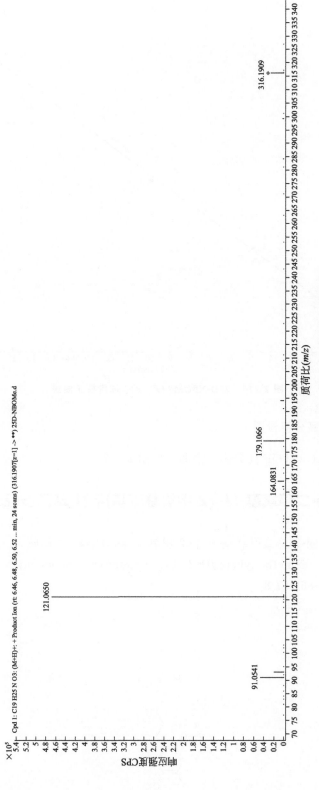

图 2-227　25D-NBOMe LC-QTOF 高分辨质谱图

(1) GC-QQQ 离子对/谱图

4-碘-2,5-二甲氧基-*N*-[(2-甲氧基苯基)甲基]苯乙胺 GC-QQQ 串联质谱采集参数，见表 2-76。

表 2-76　4-碘-2,5-二甲氧基-*N*-[(2-甲氧基苯基)甲基]苯乙胺 GC-QQQ 串联质谱采集参数

化合物名称	母离子质荷比 (*m/z*)	子离子质荷比 (*m/z*)	保留时间 /min	碰撞能量 /eV
4-碘-2,5-二甲氧基-*N*-[(2-甲氧基苯基)甲基]苯乙胺	120.9	91.1	13.621	13
4-碘-2,5-二甲氧基-*N*-[(2-甲氧基苯基)甲基]苯乙胺	120.9	64.9	13.621	31
4-碘-2,5-二甲氧基-*N*-[(2-甲氧基苯基)甲基]苯乙胺	149.9	120.9	13.621	6

4-碘-2,5-二甲氧基-*N*-[(2-甲氧基苯基)甲基]苯乙胺 GC-QQQ 提取离子色谱图叠图，见图 2-228。

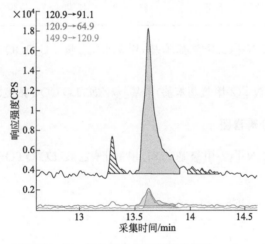

图 2-228　4-碘-2,5-二甲氧基-*N*-[(2-甲氧基苯基)甲基]苯乙胺 GC-QQQ 提取离子色谱图叠图

(2) GC-QTOF 高分辨谱图

4-碘-2,5-二甲氧基-*N*-[(2-甲氧基苯基)甲基]苯乙胺 GC-QTOF 高分辨质谱图，见图 2-229。

(3) LC-QQQ 离子对/谱图

4-碘-2,5-二甲氧基-*N*-[(2-甲氧基苯基)甲基]苯乙胺 LC-QQQ 串联质谱采集参数，见表 2-77。

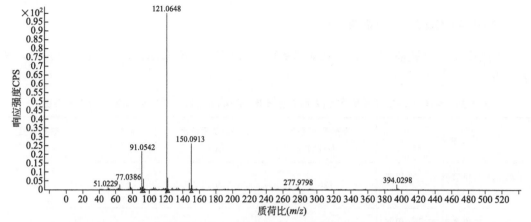

图 2-229　4-碘-2,5-二甲氧基-*N*-[(2-甲氧基苯基)甲基]苯乙胺 GC-QTOF 高分辨质谱图

表 2-77　4-碘-2,5-二甲氧基-*N*-[(2-甲氧基苯基)甲基]苯乙胺 LC-QQQ 串联质谱采集参数

化合物名称	母离子质荷比（*m/z*）	子离子质荷比（*m/z*）	保留时间/min	锥孔电压/V	碰撞能量/eV	采集模式
4-碘-2,5-二甲氧基-*N*-[(2-甲氧基苯基)甲基]苯乙胺	428.1	121	12.09	120	20	正模式
4-碘-2,5-二甲氧基-*N*-[(2-甲氧基苯基)甲基]苯乙胺	428.1	91	12.09	120	55	正模式

　　4-碘-2,5-二甲氧基-*N*-[(2-甲氧基苯基)甲基]苯乙胺 LC-QQQ 提取离子色谱图叠图，见图 2-230。

　　4-碘-2,5-二甲氧基-*N*-[(2-甲氧基苯基)甲基]苯乙胺 LC-QQQ 浓度校正曲线，见图 2-231。

（4）LC-QTOF 高分辨谱图

　　4-碘-2,5-二甲氧基-*N*-[(2-甲氧基苯基)甲基]苯乙胺 LC-QTOF 高分辨质谱图，见图 2-232。

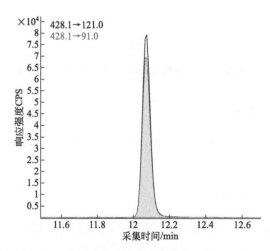

图 2-230　4-碘-2,5-二甲氧基-*N*-[(2-甲氧基苯基)甲基]苯乙胺 LC-QQQ 提取离子色谱图叠图

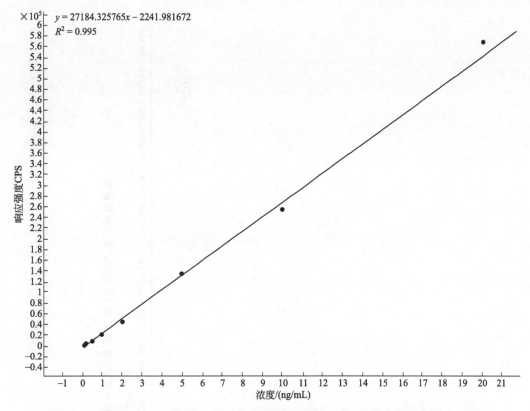

图 2-231 4-碘-2,5-二甲氧基-*N*-[(2-甲氧基苯基)甲基]苯乙胺 LC-QQQ 浓度校正曲线

2.42 α-吡咯烷苯丁酮 (α-PBP)

[中文名称] α-吡咯烷苯丁酮

[英文名称] α-pyrrolidinobutiophenone

[CAS 号] 13415-54-8

[分子式] $C_{14}H_{19}NO$

[分子量] 217.1466

[结构式]

(1) GC-QQQ 离子对/谱图

α-吡咯烷苯丁酮 GC-QQQ 串联质谱采集参数，见表 2-78。

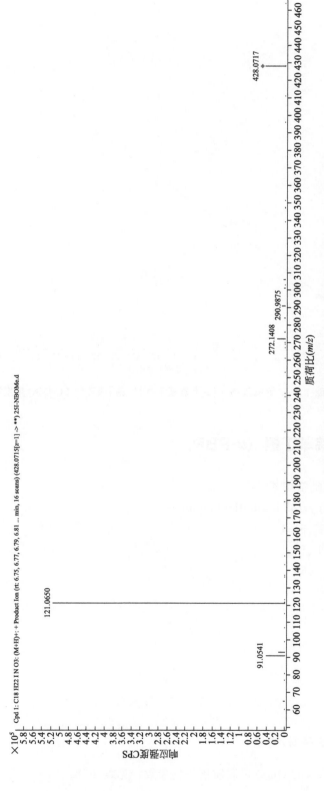

图 2-232　4-碘-2,5-二甲氧基-N-[(2-甲氧基苯基)甲基]苯乙胺 LC-QTOF 高分辨质谱图

表 2-78　α-吡咯烷苯丁酮 GC-QQQ 串联质谱采集参数

化合物名称	母离子质荷比（m/z）	子离子质荷比（m/z）	保留时间/min	碰撞能量/eV
α-吡咯烷苯丁酮	112	42.1	8.054	26
α-吡咯烷苯丁酮	112	70	8.054	12
α-吡咯烷苯丁酮	112	55.03	8.054	16

α-吡咯烷苯丁酮 GC-QQQ 提取离子色谱图叠图，见图 2-233。

α-吡咯烷苯丁酮 GC-QQQ 浓度校正曲线，见图 2-234。

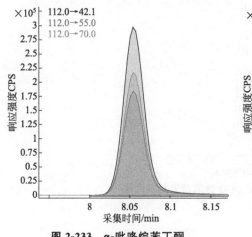 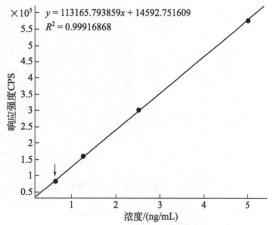

图 2-233　α-吡咯烷苯丁酮
GC-QQQ 提取离子色谱图叠图

图 2-234　α-吡咯烷苯丁酮
GC-QQQ 浓度校正曲线

（2）GC-QTOF 高分辨谱图

α-吡咯烷苯丁酮 GC-QTOF 高分辨质谱图，见图 2-235。

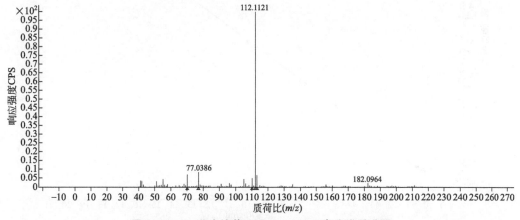

图 2-235　α-吡咯烷苯丁酮 GC-QTOF 高分辨质谱图

（3）LC-QQQ 离子对/谱图

α-吡咯烷苯丁酮 LC-QQQ 串联质谱采集参数，见表 2-79。

表 2-79　α-吡咯烷苯丁酮 LC-QQQ 串联质谱采集参数

化合物名称	母离子质荷比（m/z）	子离子质荷比（m/z）	保留时间/min	锥孔电压/V	碰撞能量/eV	采集模式
α-吡咯烷苯丁酮	218.2	147	5.75	130	20	正模式
α-吡咯烷苯丁酮	218.2	91	5.75	130	30	正模式

α-吡咯烷苯丁酮 LC-QQQ 提取离子色谱图叠图，见图 2-236。

α-吡咯烷苯丁酮 LC-QQQ 浓度校正曲线，见图 2-237。

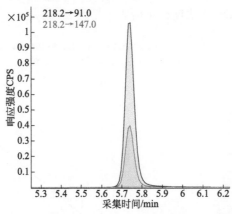

图 2-236　α-吡咯烷苯丁酮 LC-QQQ 提取离子色谱图叠图

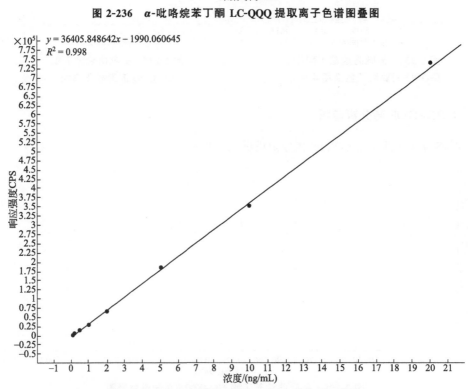

图 2-237　α-吡咯烷苯丁酮 LC-QQQ 浓度校正曲线

（4）LC-QTOF 高分辨谱图

α-吡咯烷苯丁酮 LC-QTOF 高分辨质谱图，见图 2-238。

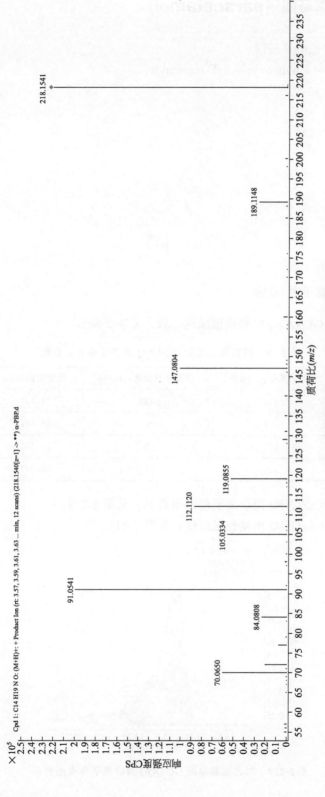

图 2-238　α-吡咯烷苯丁酮 LC-QTOF 高分辨质谱图

2.43 对乙酰氨基酚 (paracetamol)

［中文名称］对乙酰氨基酚
［英文名称］*N*-(4-hydroxyphenyl)acetamide
［CAS 号］103-90-2
［分子式］$C_8H_9NO_2$
［分子量］151.0633
［结构式］

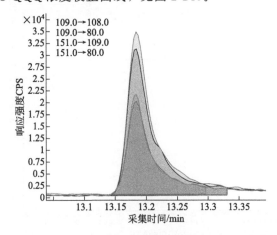

（1）GC-QQQ 离子对/谱图

对乙酰氨基酚 GC-QQQ 串联质谱采集参数，见表 2-80。

表 2-80　对乙酰氨基酚 GC-QQQ 串联质谱采集参数

化合物名称	母离子质荷比（*m/z*）	子离子质荷比（*m/z*）	保留时间/min	碰撞能量/eV
对乙酰氨基酚	151	109	13.187	5
对乙酰氨基酚	109	80	13.187	5
对乙酰氨基酚	151	80	13.187	35
对乙酰氨基酚	109	108	13.187	5

对乙酰氨基酚 GC-QQQ 提取离子色谱图叠图，见图 2-239。
对乙酰氨基酚 GC-QQQ 浓度校正曲线，见图 2-240。

图 2-239　对乙酰氨基酚 GC-QQQ 提取离子色谱图叠图

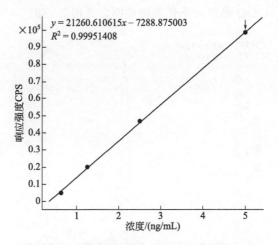

图 2-240　对乙酰氨基酚 GC-QQQ 浓度校正曲线

(2) GC-QTOF 高分辨谱图

对乙酰氨基酚 GC-QTOF 高分辨质谱图，见图 2-241。

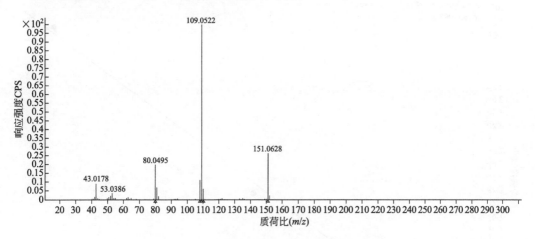

图 2-241　对乙酰氨基酚 GC-QTOF 高分辨质谱图

(3) LC-QQQ 离子对/谱图

对乙酰氨基酚 LC-QQQ 串联质谱采集参数，见表 2-81。

表 2-81　对乙酰氨基酚 LC-QQQ 串联质谱采集参数

化合物名称	母离子质荷比 （m/z）	子离子质荷比 （m/z）	保留时间 /min	锥孔电压 /V	碰撞能量 /eV	采集模式
对乙酰氨基酚	152.1	110.1	3.05	110	15	正模式
对乙酰氨基酚	152.1	65.1	3.05	110	35	正模式

对乙酰氨基酚 LC-QQQ 提取离子色谱图叠图，见图 2-242。

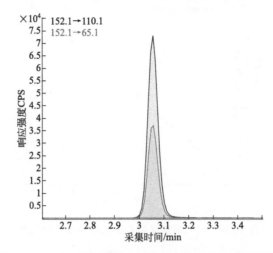

图 2-242　对乙酰氨基酚 LC-QQQ 提取离子色谱图叠图

对乙酰氨基酚 LC-QQQ 浓度校正曲线，见图 2-243。

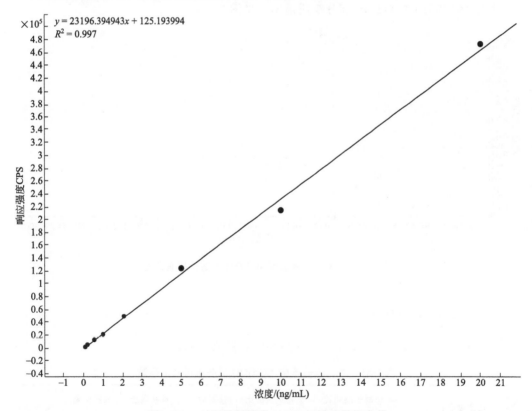

图 2-243　对乙酰氨基酚 LC-QQQ 浓度校正曲线

（4）LC-QTOF 高分辨谱图

对乙酰氨基酚 LC-QTOF 高分辨质谱图，见图 2-244。

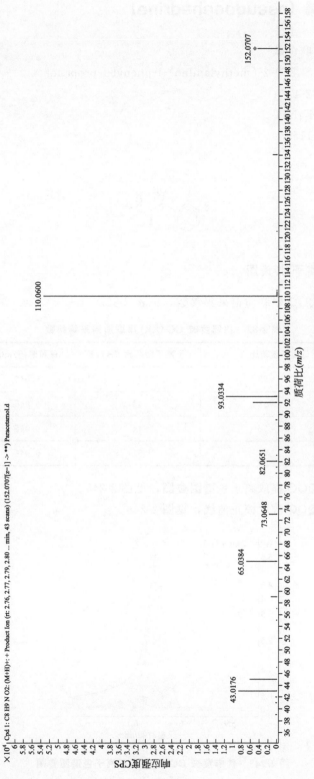

图 2-244　对乙酰氨基酚 LC-QTOF 高分辨质谱图

2.44 伪麻黄碱 (pseudoephedrine)

［中文名称］伪麻黄碱
［英文名称］(1S,2S)-2-(methylamino)-1-phenyl-1-propanol
［CAS号］90-82-4
［分子式］$C_{10}H_{15}NO$
［分子量］165.1153
［结构式］

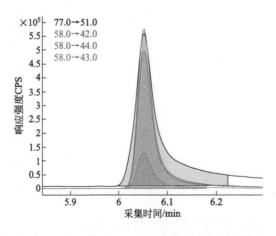

(1) GC-QQQ 离子对/谱图

伪麻黄碱 GC-QQQ 串联质谱采集参数，见表 2-82。

表 2-82　伪麻黄碱 GC-QQQ 串联质谱采集参数

化合物名称	母离子质荷比（m/z）	子离子质荷比（m/z）	保留时间/min	碰撞能量/eV
伪麻黄碱	58	42	6.046	25
伪麻黄碱	58	43	6.046	15
伪麻黄碱	58	44	6.046	20
伪麻黄碱	77	51	6.046	20

伪麻黄碱 GC-QQQ 提取离子色谱图叠图，见图 2-245。
伪麻黄碱 GC-QQQ 浓度校正曲线，见图 2-246。

图 2-245　伪麻黄碱 GC-QQQ 提取离子色谱图叠图

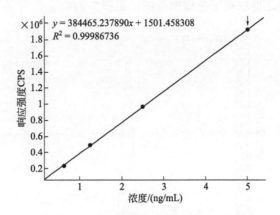

图 2-246　伪麻黄碱 GC-QQQ 浓度校正曲线

（2）GC-QTOF 高分辨谱图

伪麻黄碱 GC-QTOF 高分辨质谱图，见图 2-247。

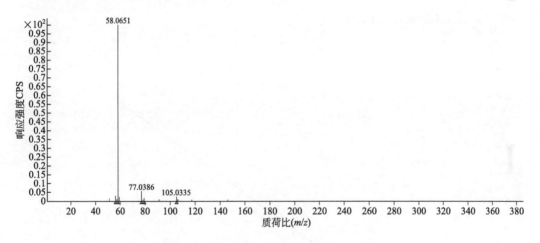

图 2-247　伪麻黄碱 GC-QTOF 高分辨质谱图

（3）LC-QQQ 离子对/谱图

伪麻黄碱 LC-QQQ 串联质谱采集参数，见表 2-83。

表 2-83　伪麻黄碱 LC-QQQ 串联质谱采集参数

化合物名称	母离子质荷比（m/z）	子离子质荷比（m/z）	保留时间/min	锥孔电压/V	碰撞能量/eV	采集模式
伪麻黄碱	166.1	148.1	3.77	80	10	正模式
伪麻黄碱	166.1	115	3.77	80	30	正模式

伪麻黄碱 LC-QQQ 提取离子色谱图叠图，见图 2-248。

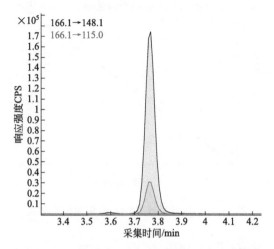

图 2-248 伪麻黄碱 LC-QQQ 提取离子色谱图叠图

伪麻黄碱 LC-QQQ 浓度校正曲线，见图 2-249。

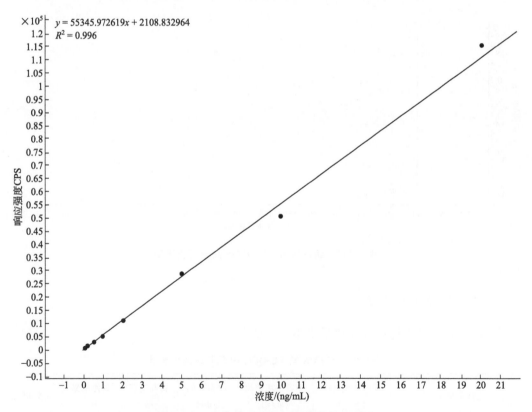

图 2-249 伪麻黄碱 LC-QQQ 浓度校正曲线

（4）LC-QTOF 高分辨谱图

伪麻黄碱 LC-QTOF 高分辨质谱图，见图 2-250。

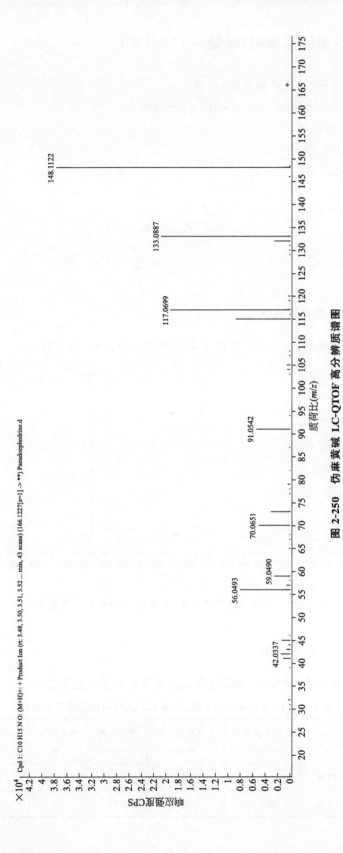

图 2-250　伪麻黄碱 LC-QTOF 高分辨质谱图

2.45 1-(3-三氟甲基苯基)哌嗪 (TFMPP)

［中文名称］1-(3-三氟甲基苯基)哌嗪
［英文名称］3-trifluoromethyphenyl piperazine
［CAS 号］15532-75-9
［分子式］$C_{11}H_{13}F_3N_2$
［分子量］230.1031
［结构式］

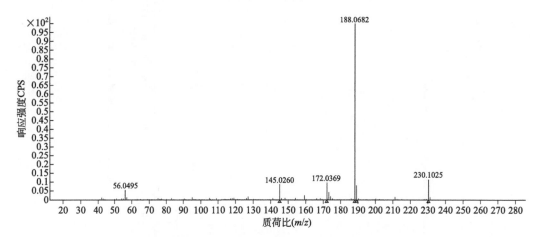

(1) GC-QTOF 高分辨谱图

1-(3-三氟甲基苯基)哌嗪 GC-QTOF 高分辨质谱图，见图 2-251。

图 2-251 1-(3-三氟甲基苯基)哌嗪 GC-QTOF 高分辨质谱图

(2) LC-QQQ 离子对/谱图

1-(3-三氟甲基苯基)哌嗪 LC-QQQ 串联质谱采集参数，见表 2-84。

表 2-84 1-(3-三氟甲基苯基)哌嗪 LC-QQQ 串联质谱采集参数

化合物名称	母离子质荷比 (m/z)	子离子质荷比 (m/z)	保留时间 /min	锥孔电压 /V	碰撞能量 /eV	采集模式
1-(3-三氟甲基苯基)哌嗪	231.1	188	8.16	120	25	正模式
1-(3-三氟甲基苯基)哌嗪	231.1	44	8.16	120	25	正模式

1-(3-三氟甲基苯基)哌嗪 LC-QQQ 提取离子色谱图叠图，见图 2-252。

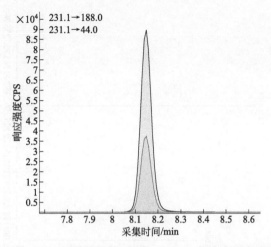

图 2-252　1-(3-三氟甲基苯基)哌嗪 LC-QQQ 提取离子色谱图叠图

1-(3-三氟甲基苯基)哌嗪 LC-QQQ 浓度校正曲线，见图 2-253。

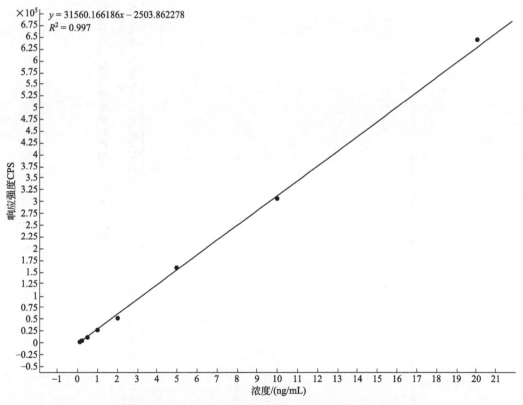

图 2-253　1-(3-三氟甲基苯基)哌嗪 LC-QQQ 浓度校正曲线

(3) LC-QTOF 高分辨谱图

1-(3-三氟甲基苯基)哌嗪 LC-QTOF 高分辨质谱图，见图 2-254。

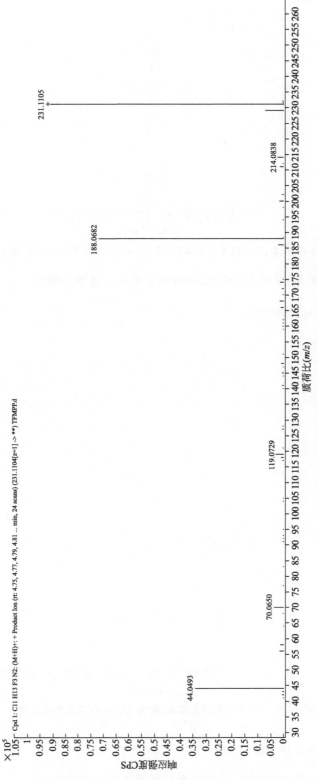

图 2-254 1-(3-三氟甲基苯基)哌嗪 LC-QTOF 高分辨质谱图

2.46　四氢大麻酚（THC）

［中文名称］四氢大麻酚

［英 文 名 称］（6*aR*，10*aR*）-6，6，9-trimethyl-3-pentyl-6*a*，7，8，10*a*-tetrahydro-6*H*-benzo[*c*]chromen-1-ol

［CAS 号］1972-08-3

［分子式］$C_{21}H_{30}O_2$

［分子量］314.2246

［结构式］

（1）GC-QQQ 离子对/谱图

四氢大麻酚 GC-QQQ 串联质谱采集参数，见表 2-85。

表 2-85　四氢大麻酚 GC-QQQ 串联质谱采集参数

化合物名称	母离子质荷比（*m/z*）	子离子质荷比（*m/z*）	保留时间/min	碰撞能量/eV
四氢大麻酚	314	299	11.968	15
四氢大麻酚	314	231	11.968	25
四氢大麻酚	231	174	11.968	25
四氢大麻酚	299	217	11.968	15

四氢大麻酚 GC-QQQ 提取离子色谱图叠图，见图 2-255。

四氢大麻酚 GC-QQQ 浓度校正曲线，见图 2-256。

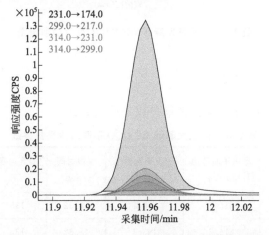

图 2-255　四氢大麻酚 GC-QQQ 提取离子色谱图叠图

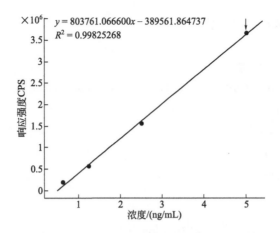

图 2-256　四氢大麻酚 GC-QQQ 浓度校正曲线

（2）GC-QTOF 高分辨谱图

四氢大麻酚 GC-QTOF 高分辨质谱图，见图 2-257。

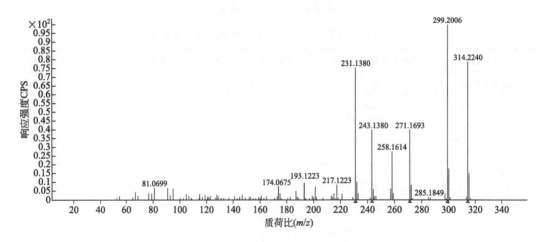

图 2-257　四氢大麻酚 GC-QTOF 高分辨质谱图

（3）LC-QQQ 离子对/谱图

四氢大麻酚 LC-QQQ 串联质谱采集参数，见表 2-86。

表 2-86　四氢大麻酚 LC-QQQ 串联质谱采集参数

化合物名称	母离子质荷比 （m/z）	子离子质荷比 （m/z）	保留时间 /min	锥孔电压 /V	碰撞能量 /eV	采集模式
四氢大麻酚	315.2	259.1	15.32	135	20	正模式
四氢大麻酚	315.2	193.1	15.32	135	25	正模式

四氢大麻酚 LC-QQQ 提取离子色谱图叠图，见图 2-258。

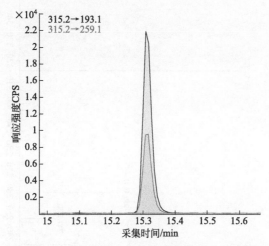

图 2-258　四氢大麻酚 LC-QQQ 提取离子色谱图叠图

四氢大麻酚 LC-QQQ 浓度校正曲线，见图 2-259。

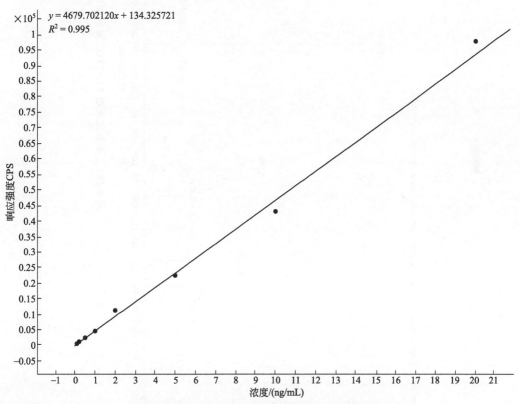

图 2-259　四氢大麻酚 LC-QQQ 浓度校正曲线

（4）LC-QTOF 高分辨谱图

四氢大麻酚 LC-QTOF 高分辨质谱图，见图 2-260。

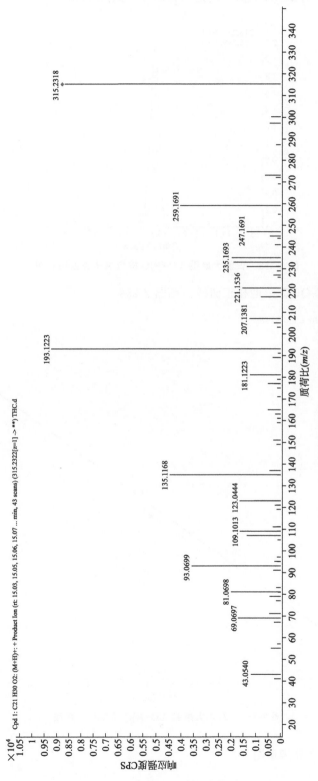

图 2-260 四氢大麻酚 LC-QTOF 高分辨质谱图

2.47　蒂巴因 (thebaine)

[中文名称] 蒂巴因

[英文名称] (5α)-3,6-dimethoxy-17-methyl-6,7,8,14-tetradehydro-4,5-epoxymorphinan

[CAS 号] 115-37-7

[分子式] $C_{19}H_{21}NO_3$

[分子量] 311.15214

[结构式]

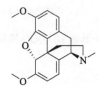

(1) GC-QQQ 离子对/谱图

蒂巴因 GC-QQQ 串联质谱采集参数，见表 2-87。

表 2-87　蒂巴因 GC-QQQ 串联质谱采集参数

化合物名称	母离子质荷比 (m/z)	子离子质荷比 (m/z)	保留时间/min	碰撞能量/eV
蒂巴因	311	296	12.289	15
蒂巴因	312	297	12.289	15

蒂巴因 GC-QQQ 提取离子色谱图叠图，见图 2-261。

蒂巴因 GC-QQQ 浓度校正曲线，见图 2-262。

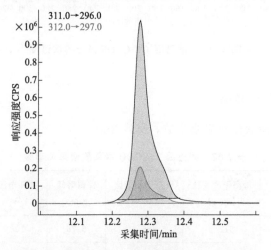

图 2-261　蒂巴因 GC-QQQ 提取离子色谱图叠图

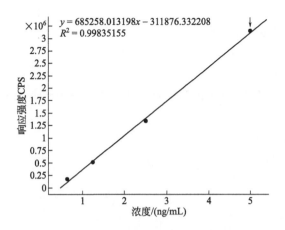

图 2-262　蒂巴因 GC-QQQ 浓度校正曲线

（2）GC-QTOF 高分辨谱图

蒂巴因 GC-QTOF 高分辨质谱图，见图 2-263。

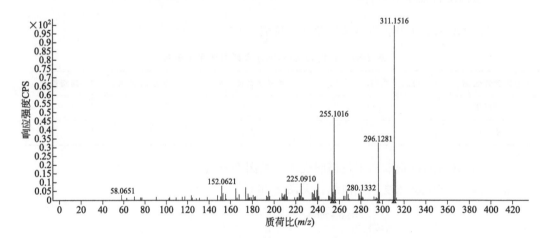

图 2-263　蒂巴因 GC-QTOF 高分辨质谱图

（3）LC-QQQ 离子对/谱图

蒂巴因 LC-QQQ 串联质谱采集参数，见表 2-88。

表 2-88　蒂巴因 LC-QQQ 串联质谱采集参数

化合物名称	母离子质荷比 （m/z）	子离子质荷比 （m/z）	保留时间 /min	锥孔电压 /V	碰撞能量 /eV	采集模式
蒂巴因	312.2	266.1	6.76	100	16	正模式
蒂巴因	312.2	58.2	6.76	100	15	正模式

蒂巴因 LC-QQQ 提取离子色谱图叠图，见图 2-264。

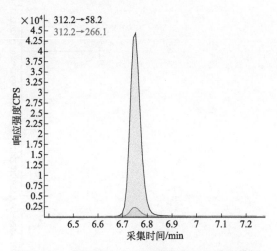

图 2-264　蒂巴因 LC-QQQ 提取离子色谱图叠图

蒂巴因 LC-QQQ 浓度校正曲线，见图 2-265。

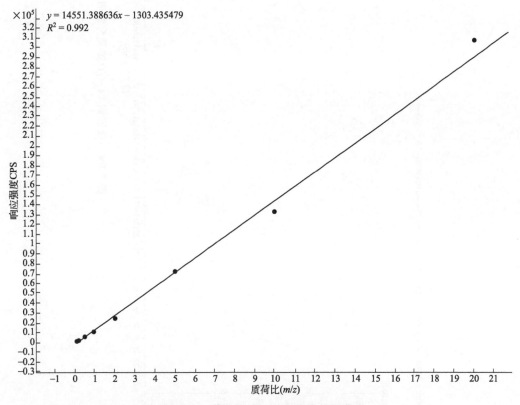

图 2-265　蒂巴因 LC-QQQ 浓度校正曲线

（4）LC-QTOF 高分辨谱图

蒂巴因 LC-QTOF 高分辨质谱图，见图 2-266。

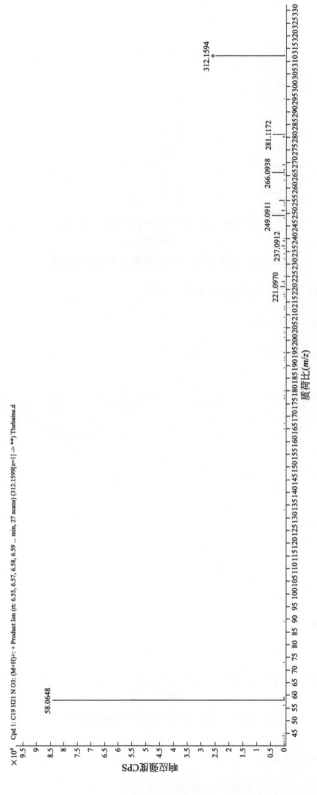

图 2-266 蒂巴因 LC-QTOF 高分辨质谱图

2.48　曲马多 (tramadol)

[中文名称] 曲马多

[英文名称] (1*R*,2*R*)-2-[(dimethylamino)methyl]-1-(3-methoxyphenyl)cyclohexanol

[CAS 号] 27203-92-5

[分子式] $C_{16}H_{25}NO_2$

[分子量] 263.1885

[结构式]

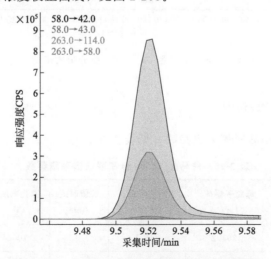

(1) GC-QQQ 离子对/谱图

曲马多 GC-QQQ 串联质谱采集参数，见表 2-89。

表 2-89　曲马多 GC-QQQ 串联质谱采集参数

化合物名称	母离子质荷比 (*m/z*)	子离子质荷比 (*m/z*)	保留时间/min	碰撞能量/eV
曲马多	58	42	9.525	20
曲马多	58	43	9.525	15
曲马多	263	58	9.525	45
曲马多	263	114	9.525	5

曲马多 GC-QQQ 提取离子色谱图叠图，见图 2-267。

曲马多 GC-QQQ 浓度校正曲线，见图 2-268。

图 2-267　曲马多 GC-QQQ 提取离子色谱图叠图

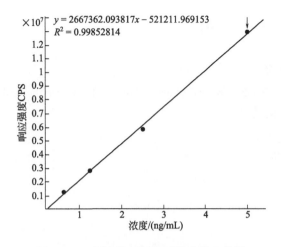

图 2-268 曲马多 GC-QQQ 浓度校正曲线

(2) GC-QTOF 高分辨谱图

曲马多 GC-QTOF 高分辨质谱图，见图 2-269。

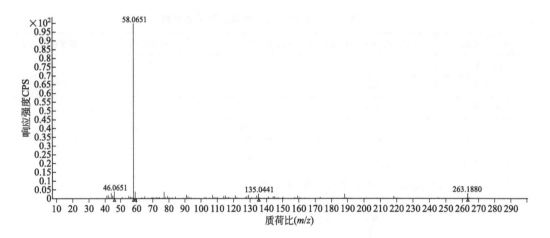

图 2-269 曲马多 GC-QTOF 高分辨质谱图

(3) LC-QQQ 离子对/谱图

曲马多 LC-QQQ 串联质谱采集参数，见表 2-90。

表 2-90 曲马多 LC-QQQ 串联质谱采集参数

化合物名称	母离子质荷比 (m/z)	子离子质荷比 (m/z)	保留时间 /min	锥孔电压 /V	碰撞能量 /eV	采集模式
曲马多	264.2	246.1	7.12	100	10	正模式
曲马多	264.2	58.1	7.12	100	20	正模式

曲马多 LC-QQQ 提取离子色谱图叠图，见图 2-270。

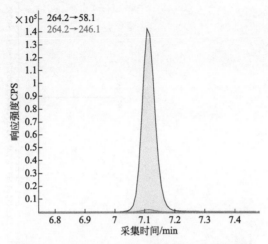

图 2-270　曲马多 LC-QQQ 提取离子色谱图叠图

曲马多 LC-QQQ 浓度校正曲线，见图 2-271。

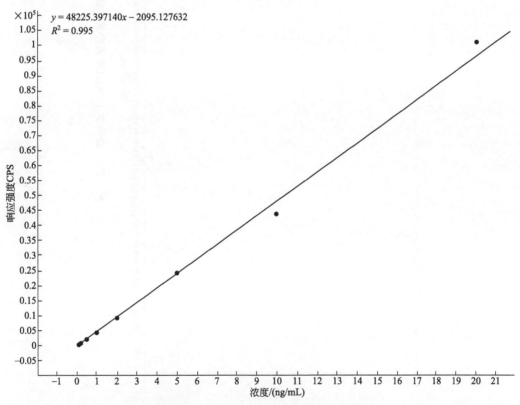

图 2-271　曲马多 LC-QQQ 浓度校正曲线

(4) LC-QTOF 高分辨谱图

曲马多 LC-QTOF 高分辨质谱图，见图 2-272。

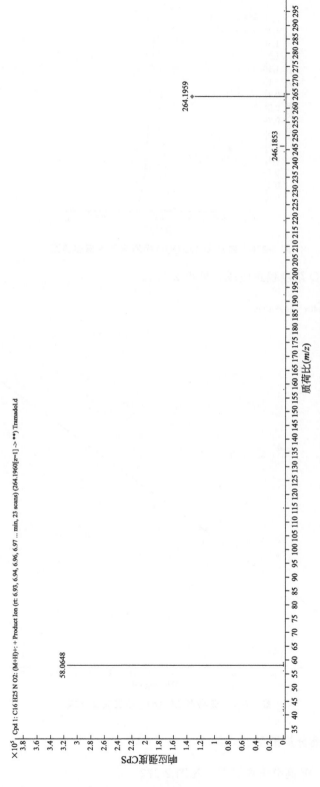

图 2-272 曲马多 LC-QTOF 高分辨质谱图

2.49 三唑仑 (triazolam)

[中文名称] 三唑仑

[英文名称] 8-chloro-6-(2-chlorophenyl)-1-methyl-4H-[1,2,4]triazolo[4,3-a][1,4]benzodiazepine

[CAS 号] 28911-01-5

[分子式] $C_{17}H_{12}Cl_2N_4$

[分子量] 342.0439

[结构式]

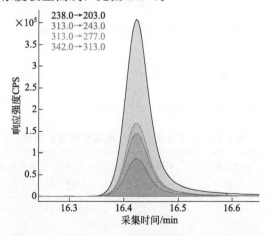

(1) GC-QQQ 离子对/谱图

三唑仑 GC-QQQ 串联质谱采集参数，见表 2-91。

表 2-91　三唑仑 GC-QQQ 串联质谱采集参数

化合物名称	母离子质荷比 (m/z)	子离子质荷比 (m/z)	保留时间/min	碰撞能量/eV
三唑仑	238	203	16.439	15
三唑仑	313	277	16.439	25
三唑仑	342	313	16.439	5
三唑仑	313	243	16.439	25

三唑仑 GC-QQQ 提取离子色谱图叠图，见图 2-273。

三唑仑 GC-QQQ 浓度校正曲线，见图 2-274。

图 2-273　三唑仑 GC-QQQ 提取离子色谱图叠图

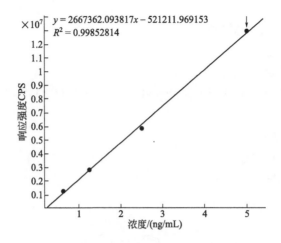

$$y = 2667362.093817x - 521211.969153$$
$$R^2 = 0.99852814$$

图 2-274 三唑仑 GC-QQQ 浓度校正曲线

（2）GC-QTOF 高分辨谱图

三唑仑 GC-QTOF 高分辨质谱图，见图 2-275。

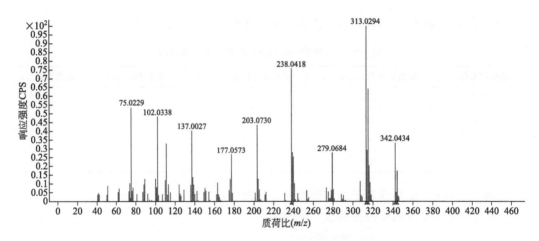

图 2-275 三唑仑 GC-QTOF 高分辨质谱图

（3）LC-QQQ 离子对/谱图

三唑仑 LC-QQQ 串联质谱采集参数，见表 2-92。

表 2-92 三唑仑 LC-QQQ 串联质谱采集参数

化合物名称	母离子质荷比 （m/z）	子离子质荷比 （m/z）	保留时间 /min	锥孔电压 /V	碰撞能量 /eV	采集模式
三唑仑	343.1	315.1	12.55	180	30	正模式
三唑仑	343.1	308.1	12.55	180	30	正模式

三唑仑 LC-QQQ 提取离子色谱图叠图，见图 2-276。

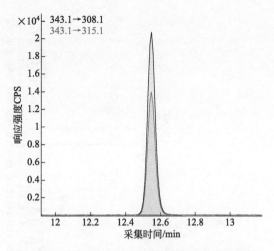

图 2-276　三唑仑 LC-QQQ 提取离子色谱图叠图

三唑仑 LC-QQQ 浓度校正曲线，见图 2-277。

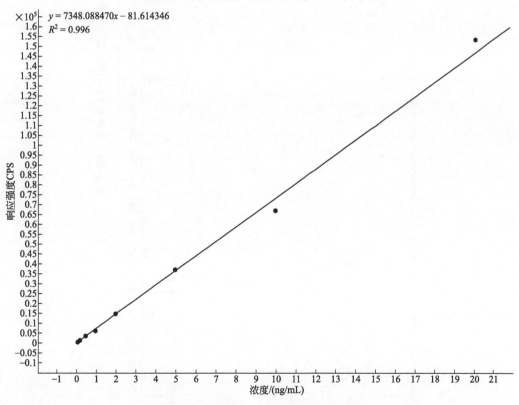

图 2-277　三唑仑 LC-QQQ 浓度校正曲线

（4）LC-QTOF 高分辨谱图

三唑仑 LC-QTOF 高分辨质谱图，见图 2-278。

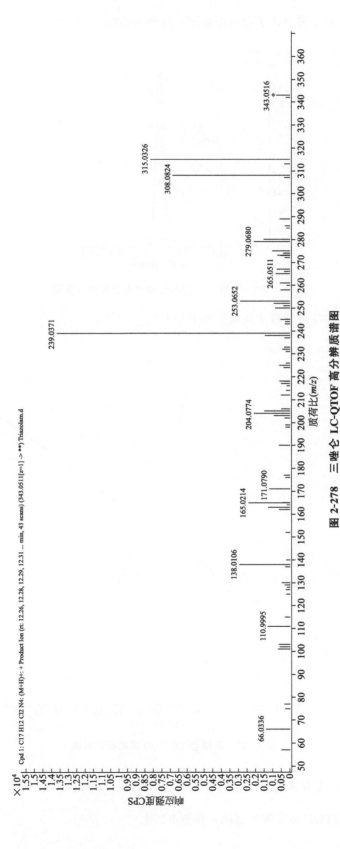

图 2-278 三唑仑 LC-QTOF 高分辨质谱图

第3章

未管制类化合物信息及谱图

3.1 N-[(1S)-1-(氨基羰基)-2-甲基丙基]-1-[(4-氟苯基)甲基]-1H-吲唑-3-甲酰胺（AB-FUBINACA）

［中文名称］ N-[(1S)-1-(氨基羰基)-2-甲基丙基]-1-[(4-氟苯基)甲基]-1H-吲唑-3-甲酰胺

［英文名称］ N-[(2S)-1-amino-3-methyl-1-oxo-2-butanyl]-1-(4-fluorobenzyl)-1H-indazole-3-carboxamide，AB-FUBINACA

［CAS号］ 1185282-01-2

［分子式］ $C_{20}H_{21}FN_4O_2$

［分子量］ 368.1648

［结构式］

(1) GC-QTOF 高分辨谱图

N-[(1S)-1-(氨基羰基)-2-甲基丙基]-1-[(4-氟苯基)甲基]-1H-吲唑-3-甲酰胺 GC-QTOF 高分辨质谱图，见图 3-1。

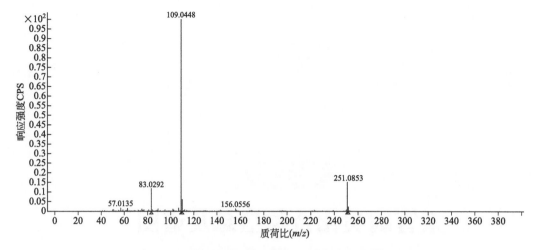

图 3-1　*N*-[(1*S*)-1-(氨基羰基)-2-甲基丙基]-1-[(4-氟苯基)甲基]-
1*H*-吲唑-3-甲酰胺 GC-QTOF 高分辨质谱图

(2) LC-QQQ 离子对/谱图

N-[(1*S*)-1-(氨基羰基)-2-甲基丙基]-1-[(4-氟苯基)甲基]-1*H*-吲唑-3-甲酰胺 LC-QQQ 串联质谱采集参数，见表 3-1。

表 3-1　*N*-[(1*S*)-1-(氨基羰基)-2-甲基丙基]-1-[(4-氟苯基)甲基]-
1*H*-吲唑-3-甲酰胺 LC-QQQ 串联质谱采集参数

化合物名称	母离子质荷比 (*m/z*)	子离子质荷比 (*m/z*)	保留时间 /min	锥孔电压 /V	碰撞能量 /eV	采集模式
N-[(1*S*)-1-(氨基羰基)-2-甲基丙基]-1-[(4-氟苯基)甲基]-1*H*-吲唑-3-甲酰胺	369.3	324.3	13.71	100	15	正模式
N-[(1*S*)-1-(氨基羰基)-2-甲基丙基]-1-[(4-氟苯基)甲基]-1*H*-吲唑-3-甲酰胺	369.3	253.1	13.71	100	25	正模式

N-[(1*S*)-1-(氨基羰基)-2-甲基丙基]-1-[(4-氟苯基)甲基]-1*H*-吲唑-3-甲酰胺 LC-QQQ 提取离子色谱图叠图，见图 3-2。

N-[(1*S*)-1-(氨基羰基)-2-甲基丙基]-1-[(4-氟苯基)甲基]-1*H*-吲唑-3-甲酰胺 LC-QQQ 浓度校正曲线，见图 3-3。

(3) LC-QTOF 高分辨谱图

N-[(1*S*)-1-(氨基羰基)-2-甲基丙基]-1-[(4-氟苯基)甲基]-1*H*-吲唑-3-甲酰胺 LC-QTOF 高分辨质谱图，见图 3-4 。

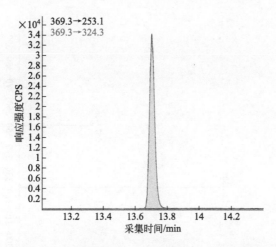

图 3-2　N-[(1S)-1-(氨基羰基)-2-甲基丙基]-1-[(4-氟苯基)甲基]-
1H-吲唑-3-甲酰胺 LC-QQQ 提取离子色谱图叠图

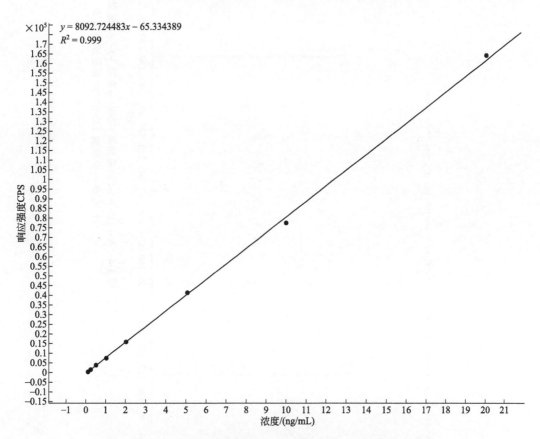

图 3-3　N-[(1S)-1-(氨基羰基)-2-甲基丙基]-1-[(4-氟苯基)甲基]-
1H-吲唑-3-甲酰胺 LC-QQQ 浓度校正曲线

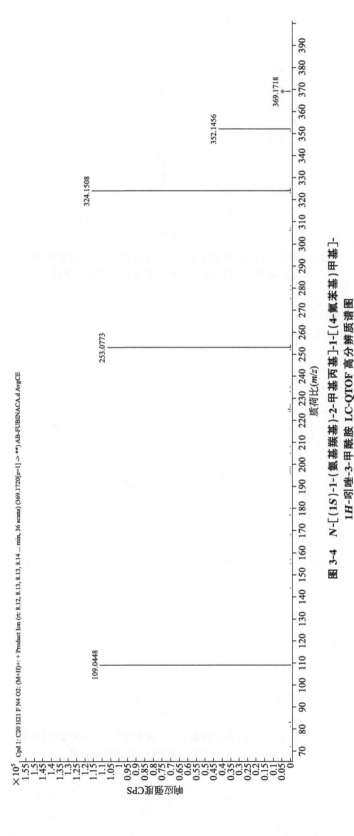

图 3-4　N-[(1S)-1-(氨基羰基)-2-甲基丙基]-1-[(4-氟苯基)甲基]-
1H-吲唑-3-甲酰胺 LC-QTOF 高分辨质谱图

3.2　N-[(1S)-1-(氨基羰基)-2-甲基丙基]-1-戊基-1H-吲唑-3-甲酰胺 (AB-PINACA)

[中文名称]　N-[(1S)-1-(氨基羰基)-2-甲基丙基]-1-戊基-1H-吲唑-3-甲酰胺

[英文名称]　N-[(2S)-1-amino-3-methyl-1-oxobutan-2-yl]-1-pentylindazole-3-carboxamide，AB-PINACA

[CAS号]　1445752-09-9

[分子式]　$C_{18}H_{26}N_4O_2$

[分子量]　330.2056

[结构式]

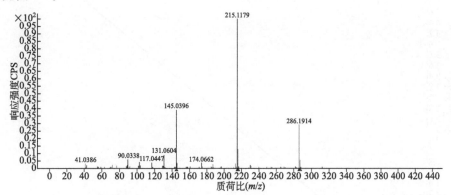

(1) GC-QTOF 高分辨谱图

N-[(1S)-1-(氨基羰基)-2-甲基丙基]-1-戊基-1H-吲唑-3-甲酰胺 GC-QTOF 高分辨质谱图，见图 3-5。

图 3-5　N-[(1S)-1-(氨基羰基)-2-甲基丙基]-1-戊基-1H-吲唑-3-甲酰胺 GC-QTOF 高分辨质谱图

(2) LC-QQQ 离子对/谱图

N-[(1S)-1-(氨基羰基)-2-甲基丙基]-1-戊基-1H-吲唑-3-甲酰胺 LC-QQQ 串联质谱采集参数，见表 3-2。

表 3-2　N-[(1S)-1-(氨基羰基)-2-甲基丙基]-1-戊基-1H-吲唑-3-甲酰胺 LC-QQQ 串联质谱采集参数

化合物名称	母离子质荷比 (m/z)	子离子质荷比 (m/z)	保留时间 /min	锥孔电压 /V	碰撞能量 /eV	采集模式
N-[(1S)-1-(氨基羰基)-2-甲基丙基]-1-戊基-1H-吲唑-3-甲酰胺	331.2	286.3	14.09	100	15	正模式
N-[(1S)-1-(氨基羰基)-2-甲基丙基]-1-戊基-1H-吲唑-3-甲酰胺	331.2	215.1	14.09	100	25	正模式

N-[(1S)-1-(氨基羰基)-2-甲基丙基]-1-戊基-1H-吲唑-3-甲酰胺 LC-QQQ 提取离子色谱图叠图，见图 3-6。

N-[(1S)-1-(氨基羰基)-2-甲基丙基]-1-戊基-1H-吲唑-3-甲酰胺 LC-QQQ 浓度校正曲线，见图 3-7。

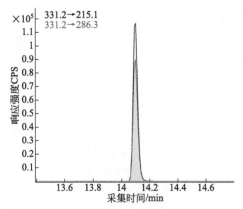

图 3-6　N-[(1S)-1-(氨基羰基)-2-甲基丙基]-1-戊基-1H-吲唑-3-甲酰胺 LC-QQQ 提取离子色谱图叠图

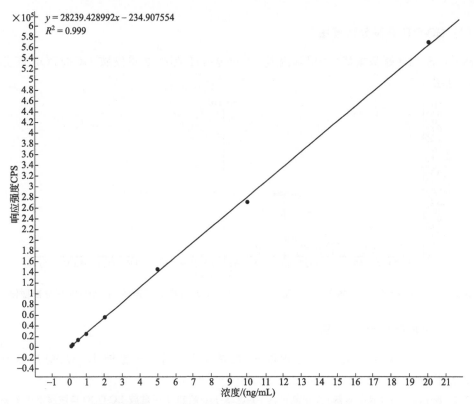

图 3-7　N-[(1S)-1-(氨基羰基)-2-甲基丙基]-1-戊基-1H-吲唑-3-甲酰胺 LC-QQQ 浓度校正曲线

（3）LC-QTOF 高分辨谱图

N-[(1S)-1-(氨基羰基)-2-甲基丙基]-1-戊基-1H-吲唑-3-甲酰胺 LC-QTOF 高分辨质谱图，见图 3-8。

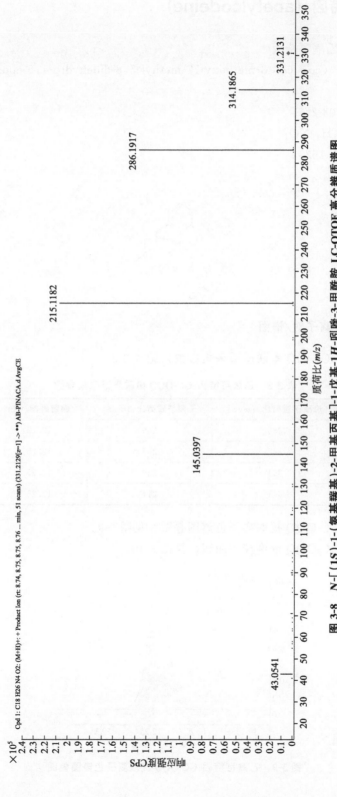

图 3-8　*N*-[(1*S*)-1-(氨基羰基)-2-甲基丙基]-1-戊基-1*H*-吲唑-3-甲酰胺 LC-QTOF 高分辨质谱图

3.3 乙酰可待因 (acetylcodeine)

［中文名称］乙酰可待因

［英文名称］ （5α，6α)-3-methoxy-17-methyl-7，8-didehydro-4，5-epoxymorphinan-6-yl acetate

［CAS 号］6703-27-1

［分子式］$C_{20}H_{23}NO_4$

［分子量］341.1627

［结构式］

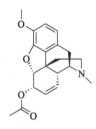

(1) GC-QQQ 离子对/谱图

乙酰可待因 GC-QQQ 串联质谱采集参数，见表 3-3。

表 3-3 乙酰可待因 GC-QQQ 串联质谱采集参数

化合物名称	母离子质荷比 （m/z)	子离子质荷比 （m/z)	保留时间/min	碰撞能量/eV
乙酰可待因	282	266	12.25	20
乙酰可待因	282	267	12.25	5
乙酰可待因	341	229	12.25	20
乙酰可待因	341	214	12.25	35

乙酰可待因 GC-QQQ 提取离子色谱图叠图，见图 3-9。

乙酰可待因 GC-QQQ 浓度校正曲线，见图 3-10。

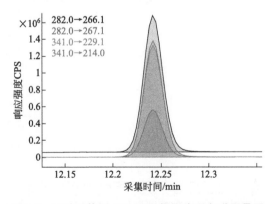

图 3-9 乙酰可待因 GC-QQQ 提取离子色谱图叠图

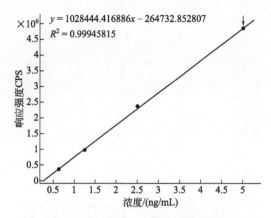

图 3-10　乙酰可待因 GC-QQQ 浓度校正曲线

（2）GC-QTOF 高分辨谱图

乙酰可待因 GC-QTOF 高分辨质谱图，见图 3-11。

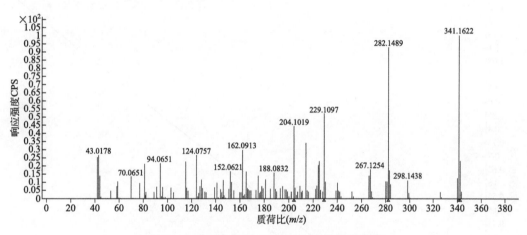

图 3-11　乙酰可待因 GC-QTOF 高分辨质谱图

（3）LC-QQQ 离子对/谱图

乙酰可待因 LC-QQQ 串联质谱采集参数，见表 3-4。

表 3-4　乙酰可待因 LC-QQQ 串联质谱采集参数

化合物名称	母离子质荷比 （m/z）	子离子质荷比 （m/z）	保留时间 /min	锥孔电压 /V	碰撞能量 /eV	采集模式
乙酰可待因	342.3	282.1	7	165	25	正模式
乙酰可待因	342.3	225.1	7	165	30	正模式

乙酰可待因 LC-QQQ 提取离子色谱图叠图，见图 3-12。

乙酰可待因 LC-QQQ 浓度校正曲线，见图 3-13。

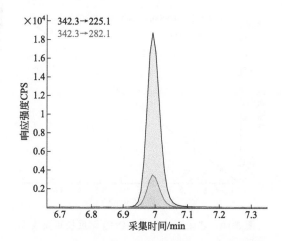

图 3-12　乙酰可待因 LC-QQQ 提取离子色谱图叠图

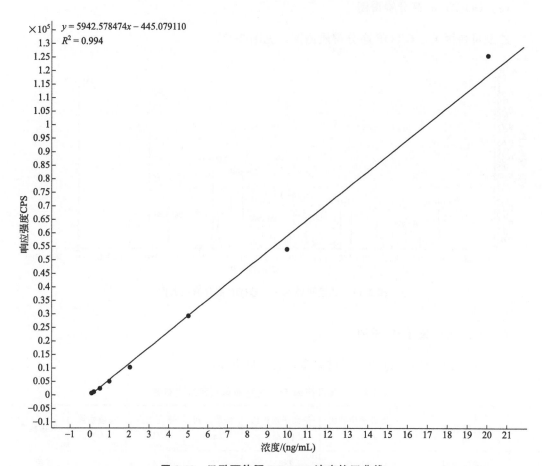

图 3-13　乙酰可待因 LC-QQQ 浓度校正曲线

（4）LC-QTOF 高分辨谱图

乙酰可待因 LC-QTOF 高分辨质谱图，见图 3-14。

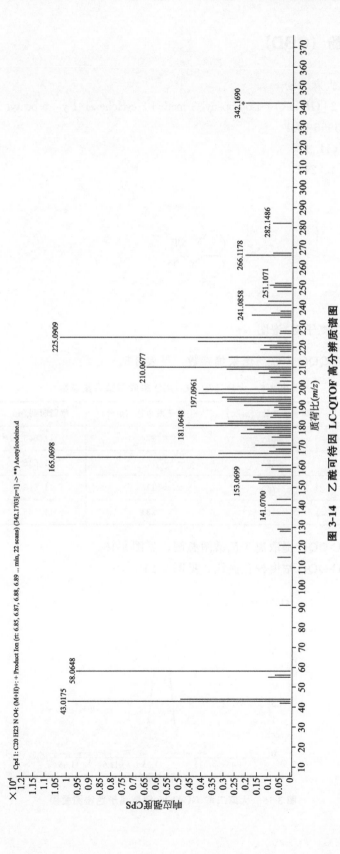

图 3-14　乙酰可待因 LC-QTOF 高分辨质谱图

3.4 大麻二酚 (CBD)

[中文名称] 大麻二酚

[英文名称] 2-[(1R,6R)-6-isopropenyl-3-methyl-2-cyclohexen-1-yl]-5-pentyl-1,3-benzenediol

[CAS号] 13956-29-1

[分子式] $C_{21}H_{30}O_2$

[分子量] 314.2246

[结构式]

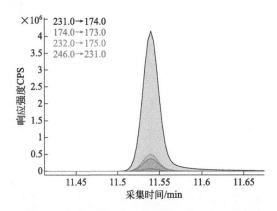

(1) GC-QQQ 离子对/谱图

大麻二酚 GC-QQQ 串联质谱采集参数，见表 3-5。

表 3-5　大麻二酚 GC-QQQ 串联质谱采集参数

化合物名称	母离子质荷比（m/z）	子离子质荷比（m/z）	保留时间/min	碰撞能量/eV
大麻二酚	231	174	11.545	30
大麻二酚	232	175	11.545	30
大麻二酚	174	173	11.545	15
大麻二酚	246	231	11.545	10

大麻二酚 GC-QQQ 提取离子色谱图叠图，见图 3-15。

大麻二酚 GC-QQQ 浓度校正曲线，见图 3-16 。

图 3-15　大麻二酚 GC-QQQ 提取离子色谱图叠图

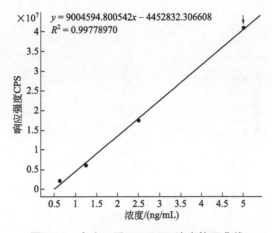

图 3-16　大麻二酚 GC-QQQ 浓度校正曲线

(2) GC-QTOF 高分辨谱图

大麻二酚 GC-QTOF 高分辨质谱图，见图 3-17。

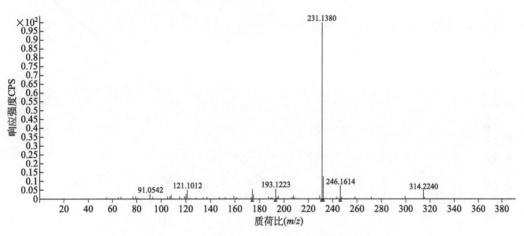

图 3-17　大麻二酚 GC-QTOF 高分辨质谱图

(3) LC-QQQ 离子对/谱图

大麻二酚 LC-QQQ 串联质谱采集参数，见表 3-6。

表 3-6　大麻二酚 LC-QQQ 串联质谱采集参数

化合物名称	母离子质荷比 (m/z)	子离子质荷比 (m/z)	保留时间 /min	锥孔电压 /V	碰撞能量 /eV	采集模式
大麻二酚	315.3	259.3	14.85	125	20	正模式
大麻二酚	315.3	193.1	14.85	125	25	正模式

大麻二酚 LC-QQQ 提取离子色谱图叠图，见图 3-18。

大麻二酚 LC-QQQ 浓度校正曲线，见图 3-19。

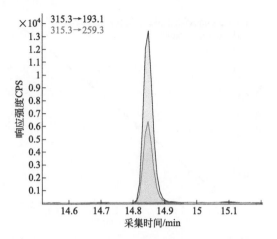

图 3-18　大麻二酚 LC-QQQ 提取离子色谱图叠图

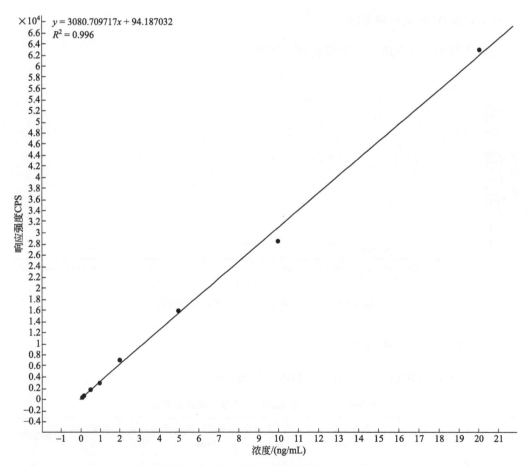

图 3-19　大麻二酚 LC-QQQ 浓度校正曲线

（4）LC-QTOF 高分辨谱图

大麻二酚 LC-QTOF 高分辨质谱图，见图 3-20。

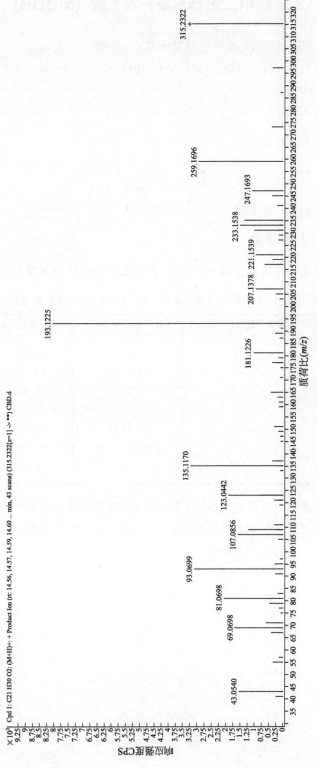

图 3-20　大麻二酚 LC-QTOF 高分辨质谱图

3.5   N-甲基-1-(3,4-亚甲二氧基苯基)-2-丁胺 (MBDB)

[中文名称] *N*-甲基-1-(3,4-亚甲二氧基苯基)-2-丁胺

[英文名称] 1-(1,3-benzodioxol-5-yl)-*N*-methyl-2-butanamine

[CAS 号] 103818-46-8

[分子式] $C_{12}H_{17}NO_2$

[分子量] 207.1259

[结构式]

(1) GC-QQQ 离子对/谱图

N-甲基-1-(3,4-亚甲二氧基苯基)-2-丁胺 GC-QQQ 串联质谱采集参数，见表 3-7。

表 3-7   *N*-甲基-1-(3,4-亚甲二氧基苯基)-2-丁胺 GC-QQQ 串联质谱采集参数

化合物名称	母离子质荷比（*m/z*）	子离子质荷比（*m/z*）	保留时间/min	碰撞能量/eV
N-甲基-1-(3,4-亚甲二氧基苯基)-2-丁胺	72	57	7.641	15
N-甲基-1-(3,4-亚甲二氧基苯基)-2-丁胺	72	56	7.641	15
N-甲基-1-(3,4-亚甲二氧基苯基)-2-丁胺	135	77	7.641	20
N-甲基-1-(3,4-亚甲二氧基苯基)-2-丁胺	178	120	7.641	10

N-甲基-1-(3,4-亚甲二氧基苯基)-2-丁胺 GC-QQQ 提取离子色谱图叠图，见图 3-21。

N-甲基-1-(3,4-亚甲二氧基苯基)-2-丁胺 GC-QQQ 浓度校正曲线，见图 3-22 。

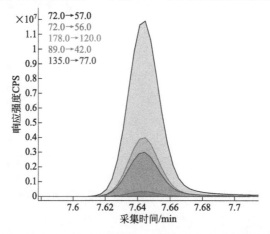

图 3-21   *N*-甲基-1-(3,4-亚甲二氧基苯基)-2-丁胺 GC-QQQ 提取离子色谱图叠图

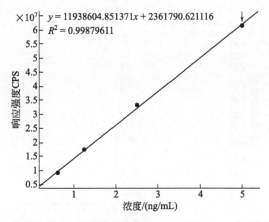

图 3-22　*N*-甲基-1-(3,4-亚甲二氧基苯基)-2-丁胺 GC-QQQ 浓度校正曲线

(2) GC-QTOF 高分辨谱图

N-甲基-1-(3,4-亚甲二氧基苯基)-2-丁胺 GC-QTOF 高分辨质谱图，见图 3-23。

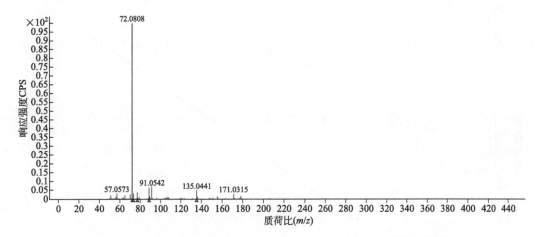

图 3-23　*N*-甲基-1-(3,4-亚甲二氧基苯基)-2-丁胺 GC-QTOF 高分辨质谱图

(3) LC-QQQ 离子对/谱图

N-甲基-1-(3,4-亚甲二氧基苯基)-2-丁胺 LC-QQQ 串联质谱采集参数，见表 3-8。

表 3-8　*N*-甲基-1-(3,4-亚甲二氧基苯基)-2-丁胺 LC-QQQ 串联质谱采集参数

化合物名称	母离子质荷比 (*m/z*)	子离子质荷比 (*m/z*)	保留时间 /min	锥孔电压 /V	碰撞能量 /eV	采集模式
N-甲基-1-（3，4-亚甲二氧基苯基）-2-丁胺	208.2	177	6.36	90	10	正模式
N-甲基-1-（3，4-亚甲二氧基苯基）-2-丁胺	208.2	135.1	6.36	90	20	正模式

N-甲基-1-(3,4-亚甲二氧基苯基)-2-丁胺 LC-QQQ 提取离子色谱图叠图，见图 3-24。

N-甲基-1-(3,4-亚甲二氧基苯基)-2-丁胺 LC-QQQ 浓度校正曲线，见图 3-25。

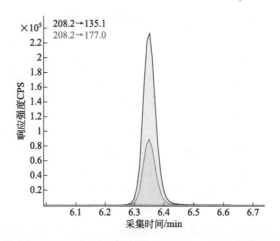

图 3-24   *N*-甲基-1-(3,4-亚甲二氧基苯基)-2-丁胺 LC-QQQ 提取离子色谱图叠图

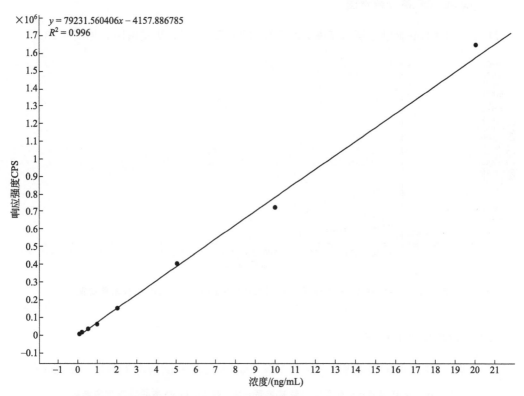

图 3-25   *N*-甲基-1-(3,4-亚甲二氧基苯基)-2-丁胺 LC-QQQ 浓度校正曲线

(4) LC-QTOF 高分辨谱图

N-甲基-1-(3,4-亚甲二氧基苯基)-2-丁胺 LC-QTOF 高分辨质谱图，见图 3-26。

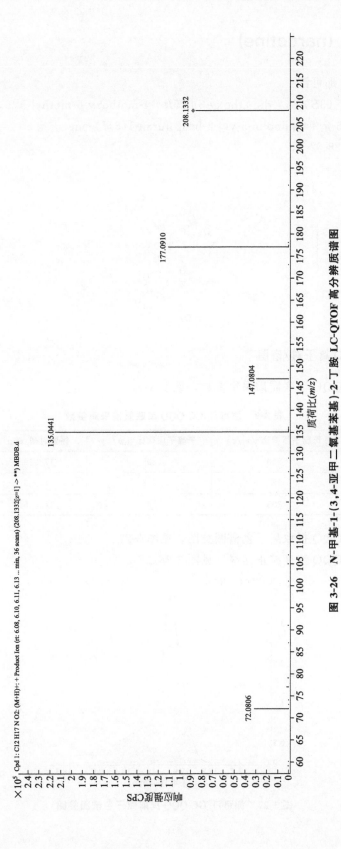

图 3-26　N-甲基-1-(3,4-亚甲二氧基苯基)-2-丁胺 LC-QTOF 高分辨质谱图

3.6 那可汀 (narcotine)

［中文名称］那可汀

［英文名称］（3S）-6,7-dimethoxy-3-[(5R)-4-methoxy-6-methyl-5,6,7,8-tetrahydro [1,3]dioxolo[4,5-g]isoquinolin-5-yl]-2-benzofuran-1(3H)-one

［CAS 号］128-62-1

［分子式］$C_{22}H_{23}NO_7$

［分子量］413.1474

［结构式］

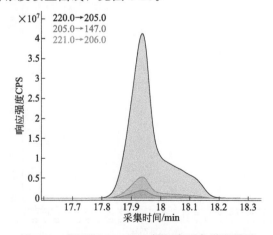

(1) GC-QQQ 离子对/谱图

那可汀 GC-QQQ 串联质谱采集参数，见表 3-9。

表 3-9　那可汀 GC-QQQ 串联质谱采集参数

化合物名称	母离子质荷比（m/z）	子离子质荷比（m/z）	保留时间/min	碰撞能量/eV
那可汀	220	205	17.935	20
那可汀	221	206	17.935	20
那可汀	205	147	17.935	15

那可汀 GC-QQQ 提取离子色谱图叠图，见图 3-27。

那可汀 GC-QQQ 浓度校正曲线，见图 3-28。

图 3-27　那可汀 GC-QQQ 提取离子色谱图叠图

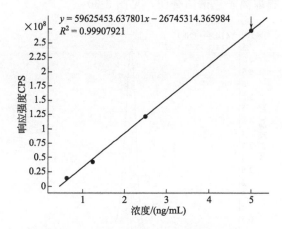

图 3-28　那可汀 GC-QQQ 浓度校正曲线

(2) GC-QTOF 高分辨谱图

那可汀 GC-QTOF 高分辨质谱图，见图 3-29。

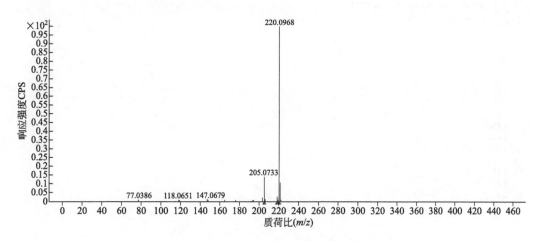

图 3-29　那可汀 GC-QTOF 高分辨质谱图

(3) LC-QQQ 离子对/谱图

那可汀 LC-QQQ 串联质谱采集参数，见表 3-10。

表 3-10　那可汀 LC-QQQ 串联质谱采集参数

化合物名称	母离子质荷比 (m/z)	子离子质荷比 (m/z)	保留时间 /min	锥孔电压 /V	碰撞能量 /eV	采集模式
那可汀	414.3	353.1	8.3	150	25	正模式
那可汀	414.3	220.1	8.3	150	25	正模式

那可汀 LC-QQQ 提取离子色谱图叠图，见图 3-30。

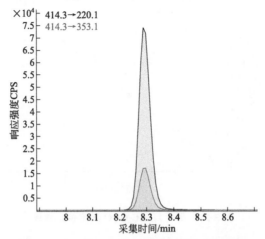

图 3-30　那可汀 LC-QQQ 提取离子色谱图叠图

那可汀 LC-QQQ 浓度校正曲线，见图 3-31。

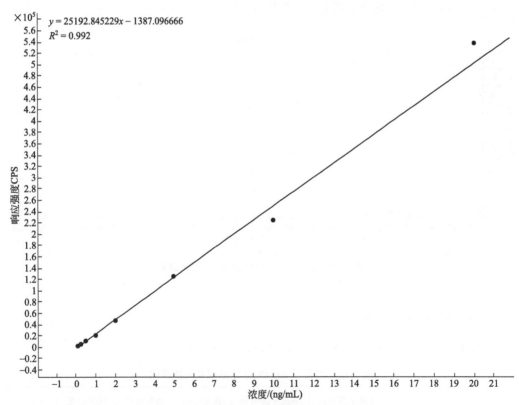

图 3-31　那可汀 LC-QQQ 浓度校正曲线

（4）LC-QTOF 高分辨谱图

那可汀 LC-QTOF 高分辨质谱图，见图 3-32。

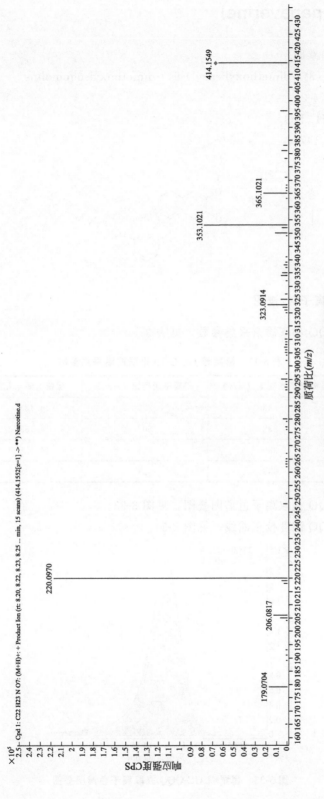

图 3-32 那可汀 LC-QTOF 高分辨质谱图

3.7 罂粟碱（papaverine）

[中文名称] 罂粟碱

[英文名称] 1-(3,4-dimethoxybenzyl)-6,7-dimethoxyisoquinoline

[CAS 号] 58-74-2

[分子式] $C_{20}H_{21}NO_4$

[分子量] 339.1471

[结构式]

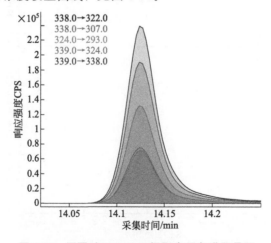

(1) GC-QQQ 离子对/谱图

罂粟碱 GC-QQQ 串联质谱采集参数，见表 3-11。

表 3-11　罂粟碱 GC-QQQ 串联质谱采集参数

化合物名称	母离子质荷比（m/z）	子离子质荷比（m/z）	保留时间/min	碰撞能量/eV
罂粟碱	338	322	14.133	25
罂粟碱	338	307	14.133	20
罂粟碱	339	338	14.133	10
罂粟碱	339	324	14.133	10

罂粟碱 GC-QQQ 提取离子色谱图叠图，见图 3-33。

罂粟碱 GC-QQQ 浓度校正曲线，见图 3-34。

图 3-33　罂粟碱 GC-QQQ 提取离子色谱图叠图

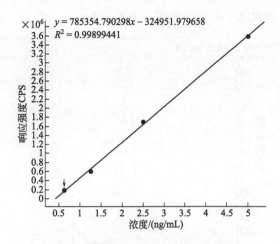

图 3-34　罂粟碱 GC-QQQ 浓度校正曲线

（2） GC-QTOF 高分辨谱图

罂粟碱 GC-QTOF 高分辨质谱图，见图 3-35 。

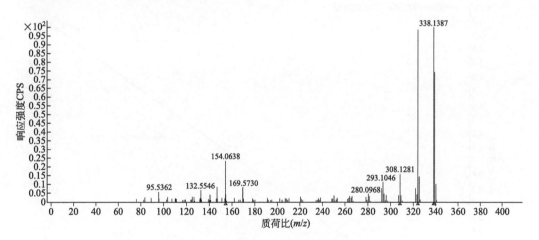

图 3-35　罂粟碱 GC-QTOF 高分辨质谱图

（3） LC-QQQ 离子对/谱图

罂粟碱 LC-QQQ 串联质谱采集参数，见表 3-12。

表 3-12　罂粟碱 LC-QQQ 串联质谱采集参数

化合物名称	母离子质荷比（m/z）	子离子质荷比（m/z）	保留时间/min	锥孔电压/V	碰撞能量/eV	采集模式
罂粟碱	340.2	202	8.34	160	30	正模式
罂粟碱	340.2	171	8.34	160	45	正模式

罂粟碱 LC-QQQ 提取离子色谱图叠图，见图 3-36。

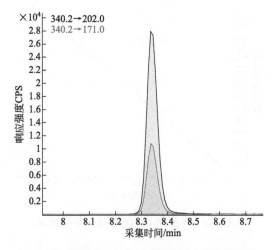

图 3-36　罂粟碱 LC-QQQ 提取离子色谱图叠图

罂粟碱 LC-QQQ 浓度校正曲线，见图 3-37。

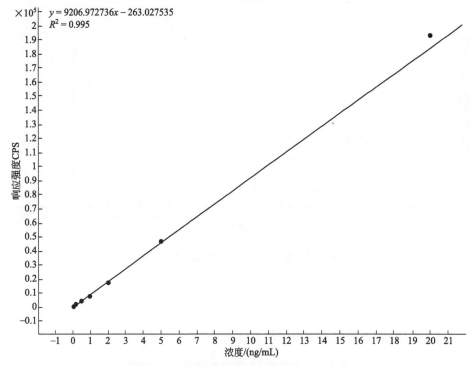

图 3-37　罂粟碱 LC-QQQ 浓度校正曲线

(4) LC-QTOF 高分辨谱图

罂粟碱 LC-QTOF 高分辨质谱图，见图 3-38。

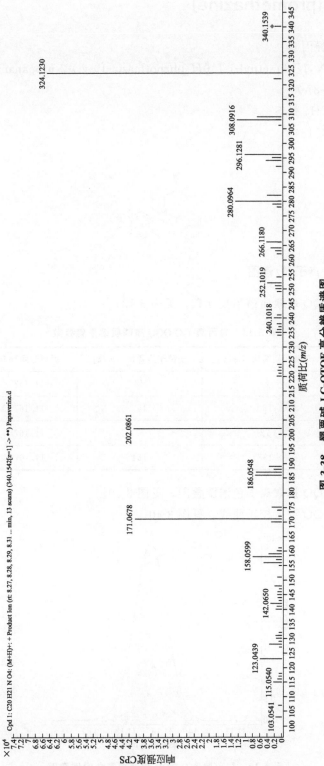

图 3-38　罂粟碱 LC-QTOF 高分辨质谱图

3.8 异丙嗪 (promethazine)

［中文名称］异丙嗪

［英文名称］N,N-dimethyl-1-(10H-phenothiazin-10-yl)-2-propanamine

［CAS 号］60-87-7

［分子式］$C_{17}H_{20}N_2S$

［分子量］284.1347

［结构式］

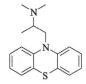

(1) GC-QQQ 离子对/谱图

异丙嗪 GC-QQQ 串联质谱采集参数，见表 3-13。

表 3-13 异丙嗪 GC-QQQ 串联质谱采集参数

化合物名称	母离子质荷比（m/z）	子离子质荷比（m/z）	保留时间/min	碰撞能量/eV
异丙嗪	72	42	11.167	35
异丙嗪	180	152	11.167	35
异丙嗪	72	57	11.167	15
异丙嗪	198	154	11.167	15

异丙嗪 GC-QQQ 提取离子色谱图叠图，见图 3-39。

异丙嗪 GC-QQQ 浓度校正曲线，见图 3-40。

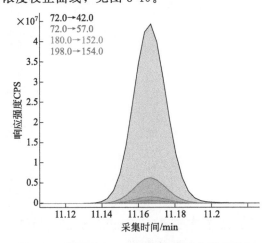

图 3-39 异丙嗪 GC-QQQ 提取离子色谱图叠图

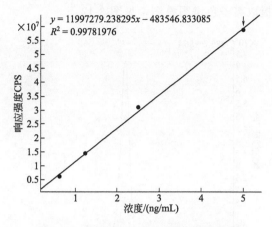

$y = 11997279.238295x - 483546.833085$
$R^2 = 0.99781976$

图 3-40　异丙嗪 GC-QQQ 浓度校正曲线

(2) GC-QTOF 高分辨谱图

异丙嗪 GC-QTOF 高分辨质谱图，见图 3-41。

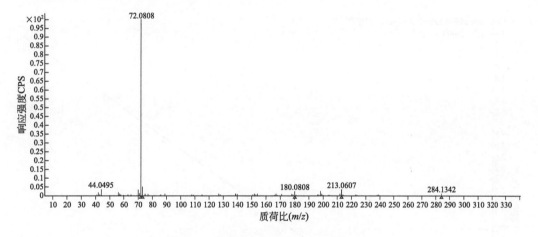

图 3-41　异丙嗪 GC-QTOF 高分辨质谱图

(3) LC-QQQ 离子对/谱图

异丙嗪 LC-QQQ 串联质谱采集参数，见表 3-14。

表 3-14　异丙嗪 LC-QQQ 串联质谱采集参数

化合物名称	母离子质荷比 （m/z）	子离子质荷比 （m/z）	保留时间 /min	锥孔电压 /V	碰撞能量 /eV	采集模式
异丙嗪	285.2	198	11.08	100	30	正模式
异丙嗪	285.2	86.1	11.08	100	20	正模式

异丙嗪 LC-QQQ 提取离子色谱图叠图，见图 3-42。

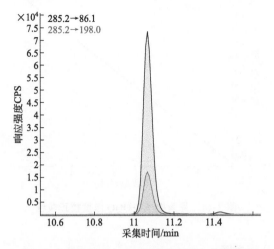

图 3-42   异丙嗪 LC-QQQ 提取离子色谱图叠图

异丙嗪 LC-QQQ 浓度校正曲线，见图 3-43。

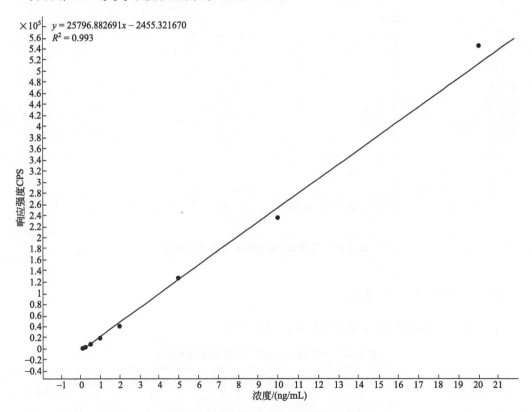

图 3-43   异丙嗪 LC-QQQ 浓度校正曲线

（4）LC-QTOF 高分辨谱图

异丙嗪 LC-QTOF 高分辨质谱图，见图 3-44 。

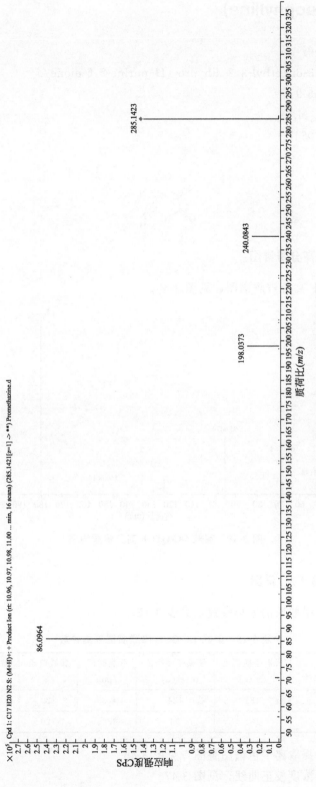

图 3-44 异丙嗪 LC-QTOF 高分辨质谱图

3.9 茶碱 (theophylline)

［中文名称］茶碱

［英文名称］1,3-dimethyl-3,7-dihydro-1H-purine-2,6-dione

［CAS 号］58-55-9

［分子式］$C_7H_8N_4O_2$

［分子量］180.0647

［结构式］

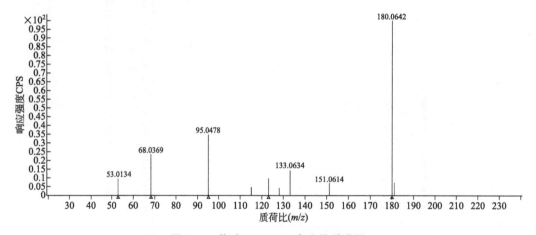

(1) GC-QTOF 高分辨谱图

茶碱 GC-QTOF 高分辨质谱图，见图 3-45。

图 3-45　茶碱 GC-QTOF 高分辨质谱图

(2) LC-QQQ 离子对/谱图

茶碱 LC-QQQ 串联质谱采集参数，见表 3-15。

表 3-15　茶碱 LC-QQQ 串联质谱采集参数

化合物名称	母离子质荷比（m/z）	子离子质荷比（m/z）	保留时间/min	锥孔电压/V	碰撞能量/eV	采集模式
茶碱	181	124	4.35	120	20	正模式
茶碱	181	96	4.35	120	25	正模式

茶碱 LC-QQQ 提取离子色谱图叠图，见图 3-46。

茶碱 LC-QQQ 浓度校正曲线，见图 3-47。

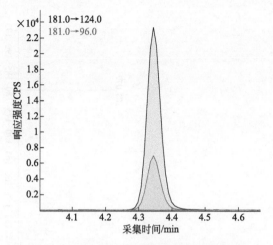

图 3-46　茶碱 LC-QQQ 提取离子色谱图叠图

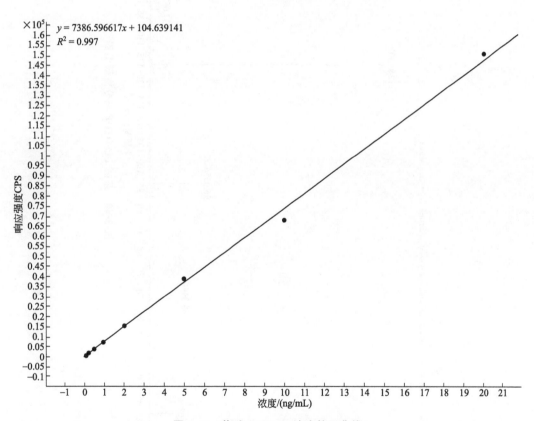

图 3-47　茶碱 LC-QQQ 浓度校正曲线

(3) LC-QTOF 高分辨谱图

茶碱 LC-QTOF 高分辨质谱图，见图 3-48。

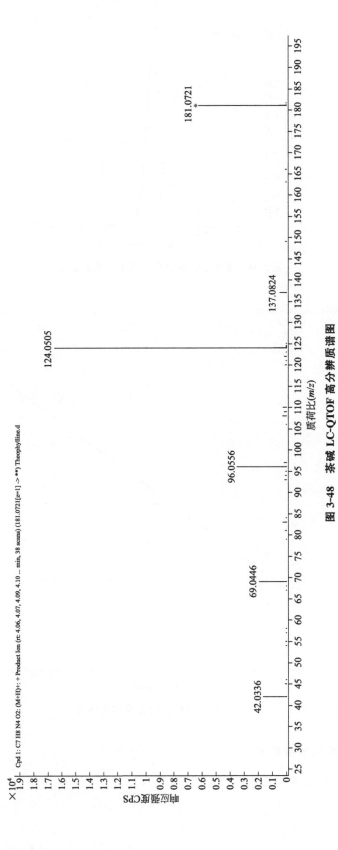

图 3-48　茶碱 LC-QTOF 高分辨质谱图

3.10　文拉法辛（venlafaxine）

［中文名称］文拉法辛
［英文名称］1-［2-(dimethylamino)-1-(4-methoxyphenyl)ethyl］cyclohexanol
［CAS 号］93413-69-5
［分子式］$C_{17}H_{27}NO_2$
［分子量］277.2042
［结构式］

(1) GC-QQQ 离子对/谱图

文拉法辛 GC-QQQ 串联质谱采集参数，见表 3-16。

表 3-16　文拉法辛 GC-QQQ 串联质谱采集参数

化合物名称	母离子质荷比（m/z）	子离子质荷比（m/z）	保留时间/min	碰撞能量/eV
文拉法辛	58	42	10.196	25
文拉法辛	58	43	10.196	15
文拉法辛	59	43	10.196	25
文拉法辛	134	119	10.196	15

文拉法辛 GC-QQQ 提取离子色谱图叠图，见图 3-49。
文拉法辛 GC-QQQ 浓度校正曲线，见图 3-50。

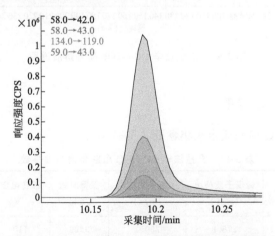

图 3-49　文拉法辛 GC-QQQ 提取离子色谱图叠图

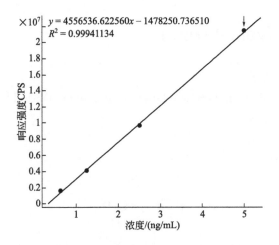

图 3-50　文拉法辛 GC-QQQ 浓度校正曲线

（2）GC-QTOF 高分辨谱图

文拉法辛 GC-QTOF 高分辨质谱图，见图 3-51。

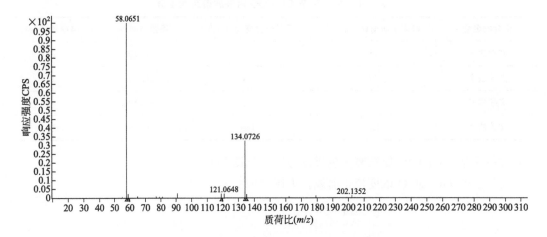

图 3-51　文拉法辛 GC-QTOF 高分辨质谱图

（3）LC-QQQ 离子对/谱图

文拉法辛 LC-QQQ 串联质谱采集参数，见表 3-17。

表 3-17　文拉法辛 LC-QQQ 串联质谱采集参数

化合物名称	母离子质荷比（m/z）	子离子质荷比（m/z）	保留时间/min	锥孔电压/V	碰撞能量/eV	采集模式
文拉法辛	278.2	260.1	9.26	110	10	正模式
文拉法辛	278.2	215.1	9.26	110	15	正模式

文拉法辛 LC-QQQ 提取离子色谱图叠图，见图 3-52。

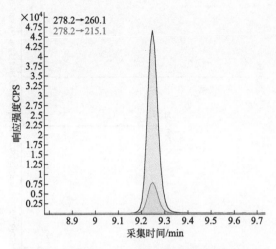

图 3-52　文拉法辛 LC-QQQ 提取离子色谱图叠图

文拉法辛 LC-QQQ 浓度校正曲线，见图 3-53。

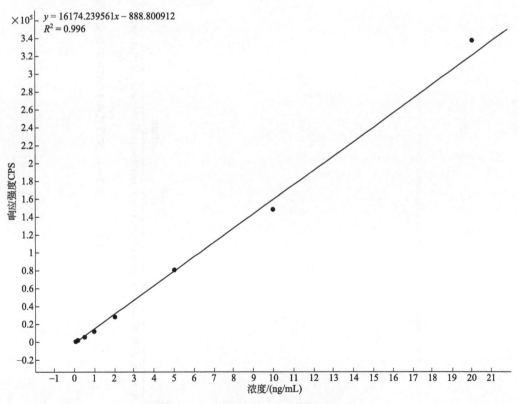

图 3-53　文拉法辛 LC-QQQ 浓度校正曲线

(4) LC-QTOF 高分辨谱图

文拉法辛 LC-QTOF 高分辨质谱图，见图 3-54。

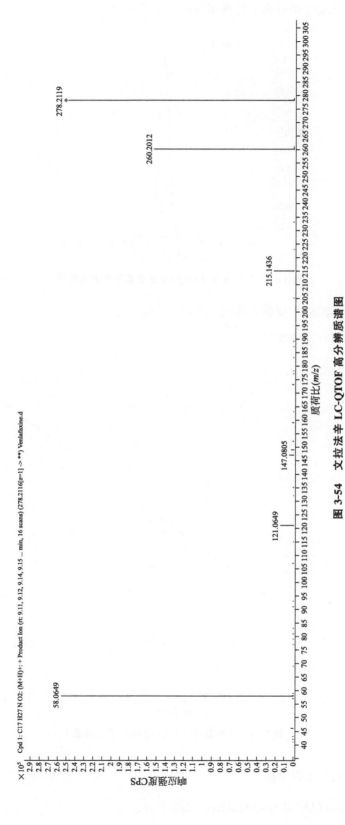

图 3-54 文拉法辛 LC-QTOF 高分辨质谱图

中文名称索引

英文名称索引

CAS 号索引

分子式索引

$C_8H_9NO_2$ 178 $C_9H_{13}N$ 17

$C_9H_{11}NO$ 43

分子量索引